Lilo Rombach

»Liebster Fabian, deine Mutter ist sehr krank ...«

Paranus

Lilo Rombach, im Oktober 1939 geboren. Kriegs- und Nachkriegswirren bewusst miterlebt. Existenzkampf der Eltern. Nach mittlerer Reife schon ab dem 20. Lebensjahr in verantwortungsvollen Tätigkeiten (englische Stenografie, Übersetzerin) bei amerikanischen Anwälten und Konzernen. Immer Wunsch, Hausfrau zu sein und Kinder zu haben. 1964 Heirat, 1974 Scheidung. Einzige Tochter litt sehr unter Scheidung.
Insgesamt 42 Jahre berufstätig, 20 Jahre intensiv um Mutter gekümmert. Die letzten zehn Jahre ihres Arbeitslebens bei Privatbank. Mit Eintritt dort setzte die schwere Erkrankung ihrer einzigen Tochter ein. Im Jahr 1997 in Rente, PC gekauft und bald danach dieses Buch begonnen. Es war ihr ein großes Bedürfnis, ihrem Enkel die Geschichte seiner Mutter (und indirekt auch ihre) aufzuschreiben.

Lilo Rombach

»Liebster Fabian, deine Mutter ist sehr krank …«

Eine außergewöhnliche Famillienbiografie

Paranus verlag

Der PARANUS-Verlag ist integrierter Bestandteil der gemeinnützigen Brücke Neumünster gGmbH.
An Redaktion, Herstellung, Werbung und Vertrieb unserer Bücher und Zeitschriften sind alle Betriebsangehörigen – Lektoren, Teilnehmerinnen und Teilnehmer der Einrichtung, Setzerinnen, Drucker und Betreuende – gemeinschaftlich beteiligt.
Wir danken herzlich allen Menschen und Institutionen, die im Förderkreis PARANUS-Verlag unsere Arbeit unterstützen.

Zur Wahrung der Anonymität wurden in diesem Buch die Namen der Beteiligten und der Orte – falls nötig – verändert.

Bibliografische Information Der Deutschen Nationalbibliothek
Die Deutsche Nationalbibliothek verzeichnet diese Publikation in der Deutschen Nationalbibliografie; detaillierte bibliografische Daten sind im Internet über http://dnb.d-nb.de abrufbar.

Postfach 1264, 24502 Neumünster
Telefon (04321) 2004-500, Telefax (04321) 2004-411
www.paranus.de

Lektorat: Hartwig Hansen, Hamburg
Umschlaggestaltung: druckwerk der Brücke Neumünster gGmbH unter Verwendung einer Grafik von Ralf Schuchmann, Hainburg
Druck und Bindung: druckwerk der Brücke Neumünster gGmbH

ISBN 978-3-940636-11-9

Inhalt

Prolog

»Durch das Studium der Schizophrenie lassen wir uns auf die Erforschung des großen Mysteriums Mensch ein, sein ewiges Pendeln zwischen Wahrheit und Illusion; die Notwendigkeit, sich immer wieder neu der Liebe vergewissern zu müssen, das Hin- und Hergerissensein zwischen Liebe und Hass, seinen Konflikt zwischen dem Wunsch, die Mitmenschen zu umarmen, und seiner Furcht vor ihnen; und seine beschwerliche Gratwanderung zwischen wachsendem Misstrauen und absolutem Glauben, zwischen seinem unersättlichen Hunger nach anderen Menschen und seiner tiefen, ungeheuren Isolierung und Einsamkeit. Diese Extreme umfassen das ganze weite Panorama der menschlichen Existenz.«

»Carl G. Jung, der große Schweizer Psychoanalytiker, der sich später von Freud trennte, sagte sehr zutreffend, wenn ein Träumender in seinem wachen Leben so handelte und dächte wie in seinen Träumen, dann wäre er schizophren.«

Aus: Silvano Arieti: Schizophrenie – Ursachen, Verlauf, Therapie, Hilfen für Betroffene

(Silvano Arieti, 1915 – 1981, Professor für klinische Psychiatrie und Lehranalytiker am New York Medical College, Herausgeber des sechsbändigen »American Handbook of Psychiatry«, zahlreiche andere Veröffentlichungen, besonders im Forschungsbereich Schizophrenie, wie »Interpretation of Schizophrenia«.)

Teil 1

Jugend, Ehe und Scheidung deiner Oma und Geburt deiner Mama Julia

7. Juli 1998

Liebster Fabian, du wirst nie auf meinem Schoß sitzen und aufgeregt den Märchen lauschen, die ich dir erzählen möchte, obwohl ich deine Oma bin. Ich werde dir kein Märchen erzählen, sondern deine eigene Geschichte und die traurige Geschichte deiner Mama, denn ich weiß nicht, ob ich sie dir, wenn du alt genug und erwachsen bist, noch selbst erzählen kann. Deine Pflegeeltern, die dich sehr lieb haben, wollen dir, wenn du größer bist, alle deine Fragen beantworten, damit du in der Schule die Wahrheit nicht von anderen erfährst. Sie haben noch drei eigene Kinder, Anna, die im Februar zwei Jahre alt war, deine liebe Spielgefährtin, und Jutta und Jens, beide schon 17 und 15, die dich auch sehr lieb haben.

Ihr nennt mich Oma-Lilo, denn du hast noch zwei Omas und zwei Opas, die Eltern deiner Pflegeeltern, bei denen du lebst. Deine von mir über alles geliebte Mama oder »Mama Julia«, wie wir sie alle nennen (denn für dich ist natürlich die Frau, die dich von klein auf großgezogen und sogar mit viel Liebe gestillt hat, deine »Mama«), ist sehr krank. Sie kann sehr schlecht für sich sorgen, keinen Beruf ausüben und schon gar nicht ein Baby versorgen oder großziehen. Sie sieht das aber ganz anders, wollte dich unbedingt haben und leidet furchtbar darunter, dass du zu einer Fremden Mama sagst und nicht zu ihr. Unmittelbar nach den ersten acht Tagen ihrer dritten Klinikeinweisung (vom 23. September 1997 bis 8. Dezember 1997) hat sie an das Jugendamt geschrieben, dass sie dich wiederhaben oder dich zumindest alle vierzehn Tage besuchen will. Letzteres wurde ihr erlaubt und vor zwei Tagen habe ich dich mit ihr besucht, denn sie hat kein Auto und seit diesem Jahr auch keinen Führerschein mehr. Du bist ein ganz munterer, von allen geliebter kleiner Kerl und sprichst jetzt – mit 20 Monaten – schon viel, vor allem »Traktor«, »Laster« und »Bagger«, das Interessanteste für dich auf der Welt. Julia, der Pflegepapa und die kleine Anna spielten im Wohnzimmer deiner Pflegeeltern, aber später, als du zu deinen Pflegeeltern »Papa« und »Mama« sagtest, wurde Julia wieder ganz traurig und verschlossen; sie saß äußerlich teilnahmslos dabei und ließ uns mit dir spielen. Das wird von Fremden, die sie nicht kennen, häufig als Interesse- und Lieblosigkeit interpretiert und tut mir sehr weh, weil es nicht so ist. Ich kann nur hoffen, dass du es nicht auch so empfindest.

Irgendwann wirst du erfahren, dass Anna, Jutta und Jens nicht deine leiblichen Geschwister sind und deine Eltern nicht deine leiblichen Eltern. Du wurdest am Morgen des 1. November 1996, zu Allerheiligen, geboren. Deine Mama wurde am 9. März 1967 um 6.30 Uhr morgens im Katharinen-Krankenhaus in Großstadt geboren. Sie hat dich also mit 29 Jahren bekommen, noch zwei Jahre später als ich sie – mich nannte man damals schon eine »späte Erstgebärende«. Sie ist heute 31 Jahre alt, aber immer noch eine mädchenhaft-schöne Frau.

Dein Papa Louis kam vor 37 Jahren am 3. Juli 1961 genau wie du im Stadtkrankenhaus von Mittelstadt zur Welt. Aus vielen Gründen – manche kenne ich, manche nicht – hat er deine Mama, die so gerne endlich eine richtige Familie gehabt hätte, nicht geheiratet, er wohnt selbst noch bei seinen Eltern.

Deine Geschichte ist auch die deiner Mama. Die unendlich langen vergangenen zehn Jahre, in denen ich sie mehr oder weniger gut in ihrer Krankheit begleitet habe und in denen ich – ich gestehe es – häufig nicht mehr leben wollte, haben mich nervös und hektisch gemacht. Auch jetzt, beim Niederschreiben, werde ich immer wieder unterbrochen, weil mich deine Uroma Henny und deine Mama brauchen. Was deine Mama Julia – abgesehen von ihrer großen Einsamkeit und Traurigkeit – wirklich denkt und fühlt, ist schwer zu sagen. Sie versteckt ihre Gefühle und Ängste hinter einer Maske, sodass ich nur gelegentlich Zugang zu ihnen erhalte. Fremden vertraut sie nichts aus ihrem Leben an. Aber ich weiß, dass sie sehr leidet. Ich kann nur aus meiner Sicht sprechen und vielleicht kann ich ihr Leid und ihre Traurigkeit nicht so schildern, wie sie es verdient hätte.

Am Vorabend deiner Geburt haben deine Mama und dein Papa noch in einem Restaurant mit mir meinen Geburtstag begangen – ich wurde am 31. Oktober 1939 geboren –, gefeiert wäre zu viel gesagt. Du solltest erst acht Tage später zur Welt kommen, aber in dieser Nacht hatte auch sie einen Blasensprung (wie ich 29 Jahre zuvor, als sie geboren wurde) und wurde mit einem Krankenwagen in die Klinik gebracht.

Die Schwester in der Klinik sagte mir, dass du jeden Moment kommen würdest, und ich war in Panik. Ich erinnerte mich, wie alleine ich bei der Geburt deiner Mama gewesen war – obwohl damals mit Willi (deinem Opa) verheiratet. Dann hieß es plötzlich, ich könne dich sehen, und ich stand bei deiner erschöpften, verwirrten, glücklichen und stolzen Mama. Ich war auch glücklich, dass du so gesund aussahst – wie deine Mama bei ihrer Geburt – und gleichzeitig unendlich traurig und verzweifelt, weil ich nicht wusste, wie dein und unser Leben weitergehen würde.

Bei deiner Geburt warst du 52 cm groß und 3300 g schwer, mit langen schwarzen Haaren und wunderschön. Jetzt hast du goldblonde Haare, wie die meisten Männer unserer Familie, und blaugrüne Augen, wobei im linken Auge ein großer, brauner Fleck ist.

8. Juli 1998

Ich bin furchtbar spät eingeschlafen, denn wie ich schon vorher wusste, belastet es mich sehr, dir diese Geschichte zu erzählen. Ich werde in diesem Jahr immerhin 59 Jahre alt. Was soll ich dir aufschreiben, was kann ich auslassen? Du musst vieles aus unserem Leben wissen, damit du die Zusammenhänge besser verstehen kannst.

Natürlich könnte ich viel weiter »ausholen«, aber ich beginne mit dem Erzählen einfach mit meiner Zeit in der Handelsschule, denn da entschied sich noch unbekannt und unbewusst mein späteres Schicksal und eigentlich auch das deiner Mama, denn damit du sie verstehst, musst du wohl auch verstehen, mit wie viel Liebe von mir sie aufwuchs, aber auch wie einsam ihr junges Leben war und wie diese Einsamkeit sie bis heute verfolgt.

Die Handelsschule besuchte ich von 1954 – 1956, also von meinem 14. bis zu meinem 16. Lebensjahr. Bereits in der Grundschule hatte ich ab der fünften Klasse Englischunterricht. Englisch erfasste ich spielerisch, Maschinenschreiben hasste ich. Später wurde ich allerdings die schnellste Maschinenschreiberin, der ich jemals selbst in einem Büro begegnet bin. Ich schrieb und schreibe vollkommen blind, konnte dabei aus dem Fenster sehen, mich unterhalten oder über Kochrezepte nachdenken. Ich übte noch zu Hause auf einer kleinen Reiseschreibmaschine, schrieb später auf einer schweren, manuellen Schreibmaschine (hatte natürlich auch Sehnenscheidenentzündungen), dann auf einer IBM-Kugelkopfmaschine – ich glaube nicht, dass du noch wissen wirst, was das ist – und dann die letzten zehn Jahre auf Großrechnern und PCs (Windows/Word – bis du dies liest, ist auch das vielleicht längst veraltet).

Jetzt sitze ich im ehemaligen Kinderzimmer deiner Mama und schreibe diese Geschichte auf. Als einziges Zimmer meiner Wohnung habe ich nach Eintritt in meinen Ruhestand dieses Zimmer komplett renovieren lassen und ein paar neue, helle, freundliche Möbel gekauft. Es enthält ein Bücherregal, ein Regal, in dem immer Julias Sommer- bzw. Winterwäsche lagert, und ein schönes Bett, wenn sie hier schlafen will, oder für Notfälle. Es soll immer ihr Zimmer bleiben. In diesem Zimmer und am PC bin ich glücklich. Die ganzen Monate ohne Schreibgelegenheit zu Hause fühlte ich mich wie ein Vogel mit gestutzten Flügeln.

Das Schönste in der Handelsschule war aber mein Erfolg bei meinen Mitschülern. Ich hielt mich selbst für furchtbar langweilig – Folge meiner Erziehung? –, war aber wohl ein wunderschönes Mädchen geworden. Wenn ich in den Spiegel sah, erschrak ich regelrecht, da ich mich innerlich nicht mit dieser äußerlichen Schönheit identifizieren konnte. In der Pause riefen mir die Jungens »Soraya« nach (das war einmal eine persische Kaiserin, die du nicht mehr kennst) oder Ava Gardner oder Jane Russell (das waren damals ziemlich »sexy« Schauspielerinnen). Ich war Klassensprecherin und sehr beliebt und es tat mir gut. Ich befürchte, dass dieser Erfolg, den ich auch später weiter hatte, deine Mama beeinflusste. Im Übrigen habe ich, besonders nach meiner Scheidung, äußerlich eher benachteiligte Frauen sehr beneidet, wenn sie liebevoll von ihren Männern behandelt wurden; war auch immer leicht aggressiv, wenn Männer sagten, dass sie sich in erster Linie für den Charakter interessieren – bei mir leider nie.

Und hier schlug das Schicksal zu: Wenn die Pause zu Ende war, liefen mir die Jungens nach und stahlen mir auf der Treppe meine Ballerina-Schuhe. Hier gab es nun einen Retter, der all das eifersüchtig bewachte und mir meine Schuhe wieder beschaffte. Ausgerechnet der Klassenrüpel – Willi – und ausgerechnet ihn fand ich süß. Er war nicht dumm, aber noch fauler als ich. Wenn der Lehrer ihn aufrief, stemmte er sich langsam vom Tisch hoch und blies sich eine blonde Locke aus der Stirn. Alle mussten über ihn lachen. Er war nicht viel größer als ich, aber unglaublich stark. Willis Vater war deutscher Meister im Vierer (Rudern) in Berlin gewesen und nahm ihn ab seinem 19. Lebensjahr ebenfalls zum Rudern mit. (Dein Papa Louis ruderte in seiner Jugend auch und war sogar hessischer Jugendmeister – eigenartig. Bewusst oder unbewusst hat Julia wohl immer den Vater gesucht und sich vielleicht nach einem Beschützer gesehnt, obwohl sie von Louis' Rudern erst viel später erfuhr.)

Willi war schüchtern, was mir sehr gefiel. Angeber konnte ich nicht leiden. Ich wusste nicht, ob ich ihn interessant oder hässlich fand (ich liebe hässliche Männer), aber sein Aussehen wechselte auch ständig. Er wurde viel später Julias Papa und dein Opa-Willi und unser großes Unglück. Nicht, weil er schlecht gewesen wäre, sondern – im Gegensatz zu seiner körperlichen Stärke – leider sehr schwach.

12. Juli 1998

Vorgestern fand das jährliche Platanenfest in der Klinik statt, die deine Mama jetzt – Gott sei's gedankt – regelmäßig ambulant besucht. Nach vielen Jahren, in denen deine Mama dieses Fest nie besucht hatte, spielte sie dieses Mal in einem Theaterstück eine kleine Rolle. In vielen Stücken in ihrer Kindheit hatte sie das so perfekt getan, dass sie Schauspielerin werden wollte und sogar schon an einer Schauspielschule in Großstadt angemeldet war. Julia sah wunderschön aus und war – im Gegensatz zu früher – furchtbar aufgeregt. Dein Papa Louis kam auch mit zwei Freunden und nach der gelungenen Aufführung hatte deine Mama ganz rote Bäckchen.

Aber der Reihe nach. Ich werde lange brauchen, dir diese Geschichte aufzuschreiben, doch es eilt ja nicht so, du sollst sie erst mit zwanzig Jahren lesen oder – je nach den Umständen und deinen Fragen – auch etwas früher.

1956 beendete ich die Handelsschule mit der mittleren Reife und mich erwartete das Berufsleben. Ich konnte direkt als Anfängerin im Büro beginnen. Ein Auszubildender (damals sagte man »Lehrling«) bekam ca. 70,- bis 90,- DM im Monat ausgezahlt; ich als Anfängerin sogar 190,- DM! Ich fühlte mich toll. Dir werden diese Beträge kaum noch etwas sagen (sie sind nach heutigen Maßstäben schon lächerlich), denn wir stehen derzeit vor der Einführung des EURO.

Ich arbeitete zuerst einige Monate in einer kleinen Firma, in der ich furchtbar von der Chefsekretärin »gequält« wurde. Sämtliche Briefe musste ich mindestens fünfmal tippen (obwohl meine schöner waren als ihre). Ich denke, damals wurde mein Ehrgeiz geweckt. Ich könnte selbst Chefsekretärin werden und würde meine Kolleginnen niemals so behandeln. Ich wechselte bald auf eine Stelle bei einer weltweit bekannten amerikanischen Firma ins Übersetzungsbüro, wo ich viereinhalb Jahre blieb.

Ich konnte mich sehr gut konzentrieren. Wenn ich las oder arbeitete, konnte rings um mich die Welt untergehen, ich hörte nichts. Ich konnte schwierige Übersetzungen machen, wenn sich fünf Leute in meinem Büro unterhielten. Schon früh wurde ich Chefsekretärin oder Bürovorsteherin bei großen amerikanischen Konzernen oder amerikanischen Anwälten in Großstadt.

Eines Tages – bei einem Besuch im Stadtbad in Großstadt, einem ganz alten und schönen Schwimmbad, das jetzt leider auch schon lange geschlossen ist – traf ich Willi, deinen Opa, mit seinen Sportfreunden wieder. Er tauchte direkt vor mir auf und lud mich in eine Kneipe ein. Später sagte er mir, er habe sich immer vorgenommen, wenn er mir einmal wieder begegnen würde, *»mich nicht mehr entkommen zu lassen«*. Ich hielt das damals für Zuverlässigkeit und Treue – etwas, das ich unbedingt brauchte. So kamen wir uns wieder näher. Ich dachte schon manchmal ans Heiraten, hatte aber Zweifel, ob Willi der Richtige für mich sein würde – ich hatte immer einen »richtigen« älteren Mann gewollt, von dem ich etwas lernen könnte. Ich wollte schon »Schluss machen«, wie man so zu sagen pflegte, da fiel er beim Rudern in den Main und wurde ganz schwer krank: Pfeiffer'sches Drüsenfieber, ein Bazillus aus dem Wasser. Mit Unterbrechungen war er ein Jahr im Krankenhaus. Seine Leber arbeitete, obwohl er nie Alkohol getrunken hatte, nur 50%, man dachte auch an Leukämie, Willi war sehr unglücklich. In diesem Zustand konnte ich ihn einfach nicht verlassen und besuchte ihn regelmäßig. Es war sehr anstrengend für mich, weil ich nach der Arbeit noch einen weiten Weg zu ihm (zu Fuß) hatte und einen langen Weg nach Hause. Seine Eltern und seine Schwester fanden das ganz toll und so langsam gehörte ich zur Familie und meine Gefühle festigten sich auch wieder. Er sagte oft: *»Wenn ich gesund bin, verloben wir uns.«*

So heirateten wir im Alter von 24 Jahren und wohnten noch beide bei unseren Eltern, da die Aussichten auf eine Wohnung sehr schlecht waren. Dann fanden wir aber im Süden von Großstadt eine winzige Zweizimmerwohnung. Wir waren furchtbar glücklich und richteten die Wohnung (insgesamt 36 qm) – Küche, Wohnzimmer, Schlafzimmer, Flur – mit von Willi selbst gebauten Einbauschränken ganz nach unserem Geschmack ein. Willi gefiel, was mir gefiel. Meistens sagte er: *»Wenn es dir nur gefällt, Schätzchen«* oder *»Wie du willst, Schätzchen«*. Das war lange Zeit sehr angenehm, denn Kritik hatte ich in meinen Kinderjahren zur Genüge kennengelernt.

Vor unserer Hochzeit hatte ich auch einige sehr wohlhabende Männer kennengelernt, die nicht dümmer oder hässlicher waren als dein Opa. Als Test, ob es Liebe sei, fragte ich mich: *»Könnte ich diesen Mann pflegen, wenn er krank wäre?«* Wenn ich diese Frage nicht mit *»Ja«* beantworten konnte, war es keine Liebe. Vielleicht ja auch nicht ganz falsch. Bei meinem Willi konnte ich das jedenfalls, das hatte ich ja bewiesen, ich wollte ihm niemals wehtun. Unsere Wünsche für die Zukunft blieben aber häufig unausgesprochen und waren doch zu verschieden. Unausgesprochen schon deshalb, weil man mit ihm nicht gut reden konnte. Er wollte wirklich immer nur Harmonie. Wenn ich mich einmal über irgendetwas beschwerte, sagte er nur: *»Du hast einen ganz einfachen Mann geheiratet.«* (... nun erwarte auch nicht zu viel – sehr bequem)

Wir hatten keinerlei gemeinsame Interessen, wir konnten aber zusammen lachen und ich glaube, uns hielt zehn Jahre lang nur die Liebe zusammen.

13. Juli 1998

Heute Vormittag hatte deine Mama wieder einen ambulanten Kliniktermin und ich einen Termin beim Zahnarzt. Später hat sie mich angerufen und wir haben uns getroffen. Da es immer ganz überraschend ist, ob sie mich sehen will, kann ich häufig kein Mittagessen vorbereiten. Sie will auch schlanker werden (sie hat von ihren Medikamenten so zugenommen, wirkt aber durch ihre Größe noch schlank) und hasst es, über Essen zu reden, obwohl sie immer hungrig ist, teils von den Medikamenten, teils weil sie sich kaum selbst etwas kocht. Da sie aber auch, wenn sie alleine in ihrer Wohnung übernachtet, nicht frühstückt (früher war Frühstück immer sehr wichtig für sie), bekommt sie schnell Hunger. Ich bin also mit einer Tüte Lebensmittel – mindestens einmal pro Woche – und einer Tüte sauberer Wäsche bei ihr vorbeigefahren und wir haben einen schönen Spaziergang gemacht und die Enten und Schwäne gefüttert.

Inzwischen habe ich also im Juli 1964 Willi Rombach geheiratet. Vor dem Standesbeamten war mir kurz der Gedanke durch den Kopf geschossen: *»Was, wenn ich jetzt NEIN sage?«*, aber ich hörte nicht auf meine innere Stimme und sagte *»Ja«*. Mein Bruder Peter war bei unserer Hochzeit neun Jahre alt und in meinem Glück beachtete ich kaum seinen Schmerz über meinen Auszug von zu Hause. Er tippte mir viele kleine Briefchen mit süßen Schreib- und Tippfehlern, die er auch bemalte, und die ich damals in mein Hochzeitsalbum klebte und noch heute gerührt lese. Mit zwölf Jahren wurde er dann der heiß geliebte Onkel deiner Mama Julia.

Am 5. September 1964 wurden wir in einer kleinen Kirche in Großstadt auch noch kirchlich getraut. Auf dem Trauspruch-Kärtchen steht: »Alle eure Dinge lasset in der Liebe geschehen« (1. Korinther 16/14) – oh Gott, das habe ich! Unser Trauspruch selbst lautete: »O HERR, hilf! O HERR, lass' wohl gelingen!« (Psalm 118, 25) – Das wäre nötig gewesen. Nach der Trauung standen die Ruderer mit »aufgepflanzten Riemen« vor der Kirchentür. Kurze

Zeit später flogen wir auf die Insel Rab im heutigen Ex-Jugoslawien. Es waren für mich keine schönen Flitterwochen. Willi stürzte abends nach ausgiebigen Tauchtouren todmüde ins Bett, wir unternahmen nicht viel gemeinsam und von Romantik keine Spur.

Nach der Rückkehr begann also unser Eheleben. Willi hatte nach der Handelsschule, im Gegensatz zu mir, eine ordentliche Berufsausbildung gemacht und war als Eisenhandelskaufmann angestellt. Er war nicht besonders glücklich dabei und verdiente immer mindestens 300,- DM weniger als ich. Ich war aber in dem damals ständig gebrauchten Sinn des Wortes »Emanzipation« keine emanzipierte Frau. Ich wollte niemals die Dinge tun oder gar besser tun, die Männer tun können. Als Sekretärin bestand diese Gefahr auch nicht. Allerdings war und bin ich selbstbewusst: Es gibt für mich zwei ganz unterschiedliche Geschlechter, die beide den gleichen Wert haben. Mein größter Wunsch war es immer, Hausfrau zu sein und mindestens zwei Kinder zu haben, für sie und meinen Mann zu sorgen, zu kochen und alles, was dazugehörte. (So wie jetzt auch deine Pflegemama. Was kann schöner und befriedigender sein, als aus einem kleinen Baby einen glücklichen Menschen zu machen, seine Begabungen zu erkennen und zu fördern. Mir ist es nicht gelungen, ein Schmerz, der niemals aufhört.)

Willi wusste, dass ich Kinder haben und zu Hause bleiben wollte. Vorerst war aber gar nicht daran zu denken. Wir lebten in den ersten Jahren sehr glücklich zusammen und auch in den schweren Folgejahren verlor ich nie den Glauben an unsere Ehe.

Rudern hatte Willi auf Anraten seines Arztes aufgegeben, weil er nach seiner schweren Erkrankung keine Dauerbelastungen mehr auf sich nehmen durfte. Später verließ er den Ruderclub und trat in einen Gewichtheberverein ein. Wir hatten schon vor der Ehe darüber gesprochen, dass er gerne zweimal wöchentlich Sport treiben wollte, um »fit« zu bleiben. Ich hatte nie etwas gegen zwei »freie Abende« in der Woche, denn ich hatte ja immer genügend zu tun. Ich war auch der Auffassung: Lieber Sport als Kneipen oder Ähnliches, solange ich nicht auch Gewichte heben muss! Ich sagte ihm allerdings, dass ich diesen Sport ganz und gar nicht liebe, die Gewichtheber gefallen mir auch vom Körperbau nicht, aber dass er tun könne, was ihm Spaß mache. Schlimm war nur, dass er Anabolika einnahm. Ich wusste es nicht. Als er einmal eine Sehnenzerrung im Arm hatte und wir zusammen meinen Orthopäden aufsuchten, sagte dieser anschließend zu mir: *»Frau Rombach, sprechen Sie doch mit ihm, dass er dieses Zeug nicht mehr nimmt.«* Ich tat es und er versprach es. Dann entdeckte ich zufällig, dass er es nun in seinem Auto lagerte und heimlich einnahm. Ich bin noch heute überzeugt, dass diese Mittel eine Veränderung seines Wesens verursachten oder zumindest dazu beitrugen.

Zunächst waren wir aber noch – so glaubte ich zehn Jahre lang oder verbot mir einfach, etwas anderes zu denken und zu fühlen, heute weiß ich das nicht mehr so genau – glücklich verheiratet. Wenn ich mich einmal bei Willi über etwas beschwerte, was mir an ihm nicht so gut gefiel, bekam er ein trauriges Gesicht und sagte: *»Du hast eben einen einfachen Mann geheiratet ...«* (siehe oben). Mit diesem traurigen Gesicht – eine andere Antwort war: *»Ich liebe dich doch«* – lief er dann tagelang herum, bis ich wieder lieb zu ihm war. Ganz langsam nach und nach machte ich so ziemlich alles mit mir alleine aus, indem ich mir sagte: *»Na ja, dies tut er zwar nicht und jenes tut er zwar nicht, aber er ist anständig und treu.«* In unserer ganzen Bekanntschaft galten wir als das ideale Liebespaar.

20. Juli 1998

Viel zu tun gehabt. Mit deiner Mama beim Zahnarzt (sie bekam eine Brücke, ich musste – nach der neuen Gesundheitsreform – ca. 600,- DM zuzahlen, das ist sehr viel für mich). Ich selbst beim Frauenarzt (der gleiche, zu dem auch Julia – leider sehr selten – geht; er schenkt mir dann immer für drei Monate die »Pille« für sie. Leider hat sie auch schon Jahre keinen Hausarzt mehr und lässt auch nie ihre kurzsichtigen Augen kontrollieren – viele Sorgen).

Gestern, am Sonntag, waren deine Eltern Julia und Louis bei mir zum Essen und heute sollte ich bei ihnen vorbeikommen. Sie waren von Zecken befallen und ich wollte Julia zum Arzt fahren. Louis geht nie zum Arzt. Ich bin im Vorruhestand und habe trotzdem wenig Zeit – nicht für mich selbst und kaum für deine Geschichte. Deine Geschichte! Wenn ich sie aufschreibe, sehe ich dich vor mir, so wie du jetzt bist. Schon kein Baby mehr, eher ein frecher kleiner Schlingel, aber auch sehr verschmust, wie mir deine Pflegemama sagt. Das war deine Mama auch – nur mit ihr schmust du nie, wie weh ihr das alles tut. Das ist am allerwenigsten ihre Schuld, sie wird wohl niemals in Liebe deine dicken Ärmchen um ihren Hals spüren. Für dich sind wir nur liebe Besucher. Wenn man dich fragt, wo ist die Julia, zeigst du auf sie. Auch das tut ihr weh, sie ist ja deine Mama, aber ich will in erster Linie, dass du glücklich bist. Bis jetzt bist du es noch. Ich erzähle dir unsere Geschichte in einfacher Sprache, eben dem kleinen Jungen, den ich kenne. Ich kann mir nicht vorstellen, wie du einmal sein wirst, wenn du dies alles liest, aber ich denke, eine einfache Sprache kann nie schaden.

Willi hatte seine Stellung beim Stahlhandel aufgegeben und Arbeit in einem neu gegründeten Gesellschaftsspieleverlag gefunden. Jetzt war er endlich nicht mehr die »Nr. 1308«, sondern nach seinem jungen und von ihm sehr verehrten Chef die »Nr. 2«. Erstmals in seinem Arbeitsleben war Willi glücklich. Wenn er nach einer Woche von einer Spielwarenmesse zurückkam, waren wir auch sehr glücklich, wir hatten uns vermisst.

Leider hielt das Glück am Arbeitsplatz nur zwei Jahre an, denn wegen Familienstreitigkeiten wurde dieser Verlag verkauft und mein Willi war arbeitslos.

Er machte sich daraufhin mit einer chemischen Reinigung in Großstadt selbstständig, die uns finanziell sehr belastete und kaum, zumindest nicht genug, Einnahmen hatte.

In dieser sorgenvollen Zeit wurde ich mit deiner Mama schwanger. Ich hatte schon häufig in Kinderwagen geschielt und mich immer gefragt: *»Wie alt werde ich wohl sein, bis wir uns ein Baby leisten können?«* Wie aber könnte ich unser Baby versorgen und weiter arbeiten, denn Letzteres war lebensnotwendig. Trotzdem war ich glücklich: Mir war eine Entscheidung abgenommen worden und irgendwie würde es schon weitergehen! Ich ging bis sechs Wochen vor der Niederkunft und acht Wochen danach wieder arbeiten (so war damals das Gesetz). Während der Schwangerschaft blühte ich auf und hatte kaum Probleme.

24. Juli 1998

Gestern hatte mein Bruder Peter Geburtstag und ich habe Julia schon frühmorgens bei Louis abgeholt. Wir wollten nur ein

Geschenk vorbeibringen und kurz gratulieren. Peter, seine Frau Gabi und ihre Mutter Lucia saßen alle zusammen bei Kaffee und Kuchen im Garten. Julia zeigte stolz ein paar Fotos von dir und Lucia fragte – während es mir das Herz abschnürte: *»Wann bekommst du denn den Fabian wieder?«* Julia antwortete *»gegen Ende des Jahres«* (denn das hatte sie vor Monaten beim Jugendamt verlangt, ist aber ganz unmöglich). Man will sich nur hin und wieder einmal einen schönen Tag machen – Julia hat so wenig Freude und Abwechslung, der Besuch bei ihrem Onkel Peter ist immer etwas Besonderes – und die Leute trampeln einem auf der Seele herum und bemerken es nicht. Sie leidet furchtbar, wenn sie von Bekannten, Nachbarn, Zahnarzthelferin usw., die sie mit ihrem dicken Bauch gesehen haben, nach dir gefragt wird, wie soll sie erklären, dass du bei Pflegeeltern lebst? Wie soll sie erklären, wie unbedingt sie dich haben wollte, wie lieb sie dich hat, wie sehr sie leidet, dass du nicht mit ihr und Louis als Familie zusammenlebst – dass sie dich ja nicht (und niemals) freiwillig hergegeben hätte. Ich versuche sie dann wieder abzulenken und sage so oberflächlich wie möglich: *»Was geht das die Leute an, sag' einfach, er ist bei Verwandten.«*

Ich bin so schrecklich müde nach zehn Jahren Schmerz und Trauer und ständiger Bereitschaft und Anspannung – trotzdem, wenn ich in diesem hellgelben, freundlichen Zimmer am PC sitze, fühle ich eine stille Freude. Gestern Abend telefonierte ich mit Julia. Sie war zu Louis gefahren, der die eine Hälfte eines Doppelhauses neben seinen Eltern in Mittelstadt bewohnt. Julia ist nicht gerne dort – es sind finstere kleine Zimmer –, manchmal auch nicht gerne in ihrer eigenen Wohnung, hin- und hergetrieben zwischen Verzweiflung und Einsamkeit.

Beide essen ausgesprochen unregelmäßig. Manchmal kommen sie mir vor wie die Vöglein auf dem Felde, die der himmlische Vater ernährt. Sie leben ohne Aufgabe dahin, der Tag bringt weder Pflichten noch Freuden, warum also vor dem späten Nachmittag aufstehen? Durch ihr Medikament ist Julia immerhin so fit, dass sie sich für anstehende Arztbesuche den Wecker stellt und sie noch pflichtbewusst einhält. Bei Louis kenne ich mich nicht aus, ist er durch seine Hirnhautentzündung als Klein-

kind so geworden, auch so extrem langsam, dass alle über ihn lachen, oder vom Bier oder beides? Er wird jetzt immer dicker, spricht langsam, bewegt sich langsam, isst ganz langsam und schwitzt bei kleinsten Anstrengungen. Ich tippe auf Schilddrüse und/oder Bier, aber er geht eben leider zu keinem Arzt. Er ist meistens lieb zu Julia und deshalb bin ich meistens lieb zu ihm. Zwei verlorene Kinder, die ein Kind haben ...
Julia möchte gerne (und ich glaube, sie hat es sich jahrelang gewünscht), dass ich wieder einen Mann hätte (auch einen Beschützer für sie? Das wäre schön.). Ihre Gründe dafür sind vielschichtig. Kürzlich sagte sie vorwurfsvoll: *»Ich habe lieber einen Mann, der nicht so gut für mich ist, als keinen Mann.«* Bei mir ist es genau umgekehrt. Ich war am einsamsten, als ich zehn Jahre einen Mann hatte. Und immer hatte ich zu wenig Zeit für mich, selbst jetzt .... .

Vor der Geburt deiner Mama besuchte ich natürlich einen Kurs für Schwangerschaftsgymnastik, um so viel wie möglich zu lernen. Wir durften bzw. sollten auch die Väter mitbringen (die dann eine Puppe badeten). Einmal ist mir das gelungen, später sagte Willi, dass er *»so viel Fruchtbarkeit«* – so viele Frauen mit dicken Bäuchen – nicht ertragen könne. Das gab mir einen Stich (konnte er mich auch nicht ertragen?). Ich legte häufig seine Hand auf meinen Bauch, damit er unser Baby fühlte, freiwillig tat er es nie.

Trotz allen Sparens hatte ich nie einen Pfennig übrig. Willis Reinigung lief nach wie vor schlecht, wir mussten noch Wechsel einlösen. Nach vier Jahren war es uns aber gelungen, sämtliche Schulden zu tilgen – Julia war inzwischen schon drei. Jetzt kamen aber schon kleinere Reparaturen, sodass er nie mehr als 100,- bis 300,- DM monatlich zur Bank bringen konnte. Davon hätten wir ja nicht leben können. Also stand fest, ich würde weiter arbeiten und unser Baby – deine Mama – würde bei Oma Henny und Opa Philipp und Peter aufwachsen – vorübergehend, wie wir hofften.

In dieser beruflich und privat anstrengenden Zeit, in der mein geliebtes Ungeborenes anstelle von liebevollen Zwiegesprächen und leiser Musik immer nur das Tippen meiner Schreibmaschine hören musste, floh ich ganz alleine in eine kleine, preiswerte Pension im Spessart und sprach auf meinen Spaziergängen mit meinem

Baby. Ich bat: *»Lieber Gott, gib ihm schöne Augen«* (ich wusste ja nicht, ob Mädchen oder Junge; irgendwie sprach ich aber eher mit einem Mädchen), denn sie sind für mich der Spiegel zur Seele. Gott hat mein Gebet erhört, Julia hat die schönsten Märchenaugen, groß, dunkelbraun und mandelförmig – aber sie ist kurzsichtig. Vielleicht hätte ich beten sollen: *»Gib ihm gute Augen«* oder *»gib ihm Gesundheit«*. Auch heute schicke ich verzweifelte Stoßseufzer *»nach oben«* zum großen Weltenlenker, Geistwesen, Schöpfer, der aus unendlicher Ferne die kleinen Ameisen beobachtet. Mit unhörbarem Schreien rufe ich verzweifelt: *»Lieber Gott, hilf uns«* und bedanke mich für kleinste Fortschritte. Julia war immer sehr gläubig und manchmal wundert es mich, dass sie es immer noch ist. Deine Pflegeeltern würden dich gerne taufen lassen, trauen sich aber nicht, dieses Thema bei Julia anzuschneiden. Deine Pflegemama (oder auch Mama D. oder Mama Kirsten, wie ich sie bei mir nenne) vertraute mir an, dass sie dich in ihrer Kirche haben segnen lassen. In einem guten Augenblick habe ich das deiner Mama Julia ganz vorsichtig beigebracht, sie freute sich sehr darüber und sagte: *»Das beruhigt mich.«* Am nächsten Tag kann das aber schon wieder ganz anders aussehen.

Die Geburt rückte näher, wir hatten in unserer kleinen Wohnung kein Telefon. Eines Nachts ging es mir sehr schlecht. Mir war todelend und Willi wachte nicht einmal auf.

Morgens nahm mich Willi mit zu meinen Eltern und es dauerte noch eine langweilige Woche (in der sie uns ihr Schlafzimmer zur Verfügung gestellt hatten, weil meine ängstliche Mutter mich nicht mehr ohne Telefon nach Hause ließ), bis ich morgens aufstand (ich wollte gerade Babywolle kaufen gehen, weil ich die Langeweile nicht mehr aushielt) und erstaunt den Wasserfall zu meinen Füßen (Blasensprung) betrachtete. Ich rief bei Willi im Laden an – aber seine Mutter dort sagte *»der Bub hat keine Zeit«,* und so fuhr ich mit meiner Mutter im Taxi zur Klinik. Ab 18.00 Uhr hatte ich furchtbar starke Rückenschmerzen, das waren also die Wehen. Willi kam und blieb nicht lange, er fuhr zum Sport. Erst viel später und noch heute hin und wieder, wenn ich Filme sehe oder andere Väter, die ihren Frauen beistehen, trifft mich wie ein Messer ein großer und tiefer Schmerz, dass ich bei der Geburt meines einzigen Kindes so einsam war und niemanden hatte, der mir beistand und sich mit mir freute, und ebenso über Julias schweres und einsames Leben vor, während und nach der Geburt von dir, mein geliebter Fabian. Immer wollte ich – wie jede Mutter –, dass es ihr einmal besser ginge. Ich habe ja nie ahnen können, dass es ihr einmal so viel schlechter gehen würde als mir.

Gegen Morgen um 6.30 Uhr – nach dem Abhören der Herztöne – sagte der Arzt *»es wird jetzt Zeit, es muss jetzt kommen«,* und deine Mama kam endlich (über 20 Stunden nach dem Blasensprung) zur Welt!

Nun lag also dieses kleine Mädchen auf meiner Brust – und es war ein so überwältigendes Glücksgefühl, wie ich es nie wieder erlebt habe! Und während ich dies aufschreibe, fällt mir ein, dass mir Julia nach der Geburt von dir, FLORIAN, erzählte, dass auch sie dieses überwältigende Glücksgefühl hatte.

Ich erinnere mich, dass Julia nicht weinen, schon gar nicht schreien wollte. Sie hielten sie unter das Wasser und erst nach einiger Zeit kam ein schwaches, leises Wimmern – waren die Strapazen zu groß gewesen und hatte sie zu lange ohne Fruchtwasser liegen müssen? – und der Arzt sagte: *»Na, du bist mir ja eine, schon zu faul zum Schreien.«*

Wegen einer Nierenerkrankung musste ich Tabletten nehmen und durfte deine Mama nicht stillen. Ich bekam Julia nur zu den Mahlzeiten gebracht und wartete sehnsüchtig auf das morgens immer lauter werdende Weinen, je näher die Babys unserem Zimmer kamen. Eingewickelt wie kleine Kokons noch verpuppter Raupen lagen sie in doppelter Schicht auf einer Art »Teewagen«.

Jetzt bin ich sehr froh darüber, dass deine Pflegemama dich beinahe ein Jahr stillte. Julia habe ich davon nichts erzählt, der Gedanke, dass ihr Kind von *»einer fremden Frau«* gestillt wurde, wäre schlimm für sie. In ihrem Unglück und durch ihre Erkrankung kann sie häufig nur an ihr eigenes schweres Los denken und wenig an das Glück anderer. Ich möchte so gerne, dass du glücklich bist und auch, dass deine Mama glücklich ist – ich hoffe, ich muss mich nie zwischen euch entscheiden.

Wegen meiner Nieren und meines allgemein schwachen Zustands blieb ich knapp drei Wochen in der Klinik. Am Entlassungstag stand ich auf, zog mich an und fiel nach dem Anziehen ohnmächtig aufs Bett zurück. Willi war mit seinem VW-Bus gekommen, den er für die Reinigung gekauft hatte. Er fuhr und ich hielt deine Mama in einem großen Kopfkissen auf dem Arm. Als ich endlich mit ihr in unserer Wohnung im dritten Stock ankam, konnte ich mich zum Leidwesen von Willi nicht laut genug über die schmale Toplader-Waschmaschine freuen, die er gekauft und mit einem Freund nach oben transportiert hatte. Ich war zu schwach.

Die Nächte, in denen ich nicht durchschlafen konnte, setzten mir sehr zu, denn ich wachte jeden Morgen – und das ein ganzes Jahr – mit schweißgetränktem Nachthemd auf. Die wenigen Wochen, bis ich wieder arbeiten musste, flogen dahin und ich war glücklich mit meiner Julia. Ich konnte ihre dicken Ärmchen und Beinchen nicht genug bewundern, wenn ich sie badete. Nach acht Wochen musste ich wieder um 6.00 Uhr morgens aufstehen und mich auf mein Arbeitsleben vorbereiten. Mein Chef wartete dringend auf meine Rückkehr.

Ich war zu schwach, Julia morgens vor 6.00 Uhr aus dem Bettchen zu reißen und zu meinen Eltern zu bringen und anschließend ins Büro zu fahren, zumal ich auch erst abends gegen 19.00 Uhr nach Hause kam. Julia blieb also auch über Nacht bei meinen Eltern. Mittwochs besuchten Willi und ich dort unser Kind und freitagabends holten wir sie mitsamt Kleidung und Gepäck und Kinderwagen ab und brachten sie sonntagabends wieder zurück.

Da wir nicht in der Lage waren, Urlaub zu machen, gehörte mein Urlaub immer Julia. Ich trug den Kinderwagen hinunter und dann Julia und fuhr mit ihr in einen entfernten Park, wo sie auf der Wolldecke krabbeln durfte, und erfreute mich an ihr und ihren knackig braunen, dicken Beinchen. Es war das Schönste für mich, sie wenigstens einmal zwei Wochen ganz für mich zu haben. Auf dem Rückweg kaufte ich ein, trug zuerst Julia ins Bettchen im dritten Stock, dann die Einkäufe und dann den Kinderwagen und kochte abends für Willi. Mein ersehntes Hausfrauenleben, es hätte immer so weitergehen können!

Später wurde im Haus, in dem meine Eltern wohnten, eine Dreizimmerwohnung im Parterre frei und wir entschlossen uns, dort einzuziehen. Zu dieser Zeit weinte Julia immer freitagabends furchtbar, wenn wir sie bei Oma und Opa abholten. Am Sonntagnachmittag war es aber das Gleiche umgekehrt: Jetzt weinte sie, wenn wir sie zu Opa und Oma zurückbrachten. Durch unser gemeinsames Wohnen in einem Haus wurde zumindest dies erleichtert – und auch mir das ewige Laufen mit viel Gepäck in den dritten Stock erspart!

Ich hielt mich trotz aller Sorgen für sehr glücklich: Ich hatte einen Mann, der mir sagte, dass er mich liebte, mir samstags Blumen mitbrachte und überall (leider nicht mir selbst) erzählte, was er für eine tolle Frau habe, hatte ein wundervolles Mädchen, viel Erfolg im Beruf und eine schöne Wohnung. Trotz häufiger Rückenschmerzen von meiner Tätigkeit im Büro und hin und wieder Magenbeschwerden fühlte ich mich oft unheimlich stark, weil ich das Gefühl hatte, alles leisten zu können.

Willi und ich hatten ein einziges Mal – und das in Julias Gegenwart – einen lauten Streit. Soweit ich mich erinnere, ging es darum, dass er das wenige Geld, das er monatlich aus der Reinigung abzweigen konnte, weil ich den Lebensunterhalt der Familie bestritt, auf Anraten seiner Mutter auf ein Sparbuch in seinem alleinigen Namen eingezahlt hatte. Da ist es mit mir durchgegangen, wie nur wenige Male in meinem Leben. Julia kam ganz ängstlich und sagte: *»Lasst ihr euch jetzt scheiden?«* Das war wohl eine große Angst von ihr. Ich sagte: *»Natürlich nicht, Schatz, niemals.«* und beruhigte sie.

Als Julia etwa fünf Jahre alt war, wollte unser Hausbesitzer in sein Haus ziehen und ausgerechnet in unsere Wohnung. Was blieb uns übrig? Nach langem mühsamen Suchen fanden wir in Kleinstadt – zwischen Großstadt und Mittelstadt – eine Dreizimmer-Eigentumswohnung in der Nähe des Bahnhofs – ich hatte ja keinen PKW. Kopfüber stürzten wir uns in ein neues Abenteuer, wobei Willis Kommentar wieder war: *»Wenn du meinst, Schätzchen.«* Er hatte inzwischen in Oberstadt eine Anstellung bei einer amerikanischen Firma gefunden, sodass ich erstmals seit Jahren mit einem kleinen, regelmäßigen Beitrag zum Haushalt rechnen konnte.

Nach der Renovierung der Wohnung zogen wir also um und weg von meinen Eltern. Ich sagte dann zu Julia: *»So, mein Schatz, jetzt bleiben wir immer hier und du bei Mama und Papa.«* (... und das vier Monate vor Willis Auszug!) Sie fand in der Nachbarschaft gleich viele Freunde und ich war sprachlos, wie schnell sie den Umzug verkraftet hatte und sich zu Hause fühlte.

Die Einschulung war noch einige Monate entfernt. Julia hatte bereits einen kleinen Test gemacht und ich erfuhr, dass er außergewöhnlich gut ausgefallen war (angeblich der beste!). Morgens nahm Willi also Julia und mich mit dem Auto mit in die Stadt zu meinen Eltern, von dort aus fuhr ich per Bahn zur Arbeit. Abends mussten wir warten, bis er uns wieder abholte.

In der neuen Wohnung war es noch nüchtern. Die Küchenschränke waren noch nicht »angedübelt« und deshalb noch nicht eingeräumt. Ich bat Willi darum, er verschob es meistens auf *»morgen«*. Ich war wütend; beim Sport stemmte er sinnlos schwere Gewichte in die Luft und zu Hause konnte er mir keinen Schrank andübeln! An den Sportvereinstagen saßen wir bis gegen 21.00 Uhr bei meinen Eltern und warteten auf Willi, ich musste Julia morgens schon früh wecken und bis wir nach Hause kamen und Julia endlich im Bettchen lag, war es spät.

Ich war sauer, dass er mir zu Hause so wenig bei den schweren Arbeiten half. Mittlerweile sprach er von einer Reise mit seinem Sportverein in die Schweiz. Ich hatte so viel zu tun mit meiner Arbeit, Julia, der Wohnung, dass ich mich nur wie durch Watte wunderte, warum er mich dieses Mal nicht bat mitzukommen. Ich packte ihm sein kleines Köfferchen mit seiner besten Unterwäsche, ein paar Süßigkeiten und ein kleines Briefchen: *»Vielleicht denkst du aus der Ferne manchmal freundlich an mich«* – an diese Worte erinnere ich mich genau. Ich hatte mir vorgenommen, mich wieder mehr um unsere Ehe zu kümmern, wenn er zurück sein würde. In all den Jahren unserer Ehe hatte ich ihm in der Wohnung kleine Liebesbriefchen hinterlassen, wenn ich nicht da war, leider selbst nie eines gefunden. Er war lieb, aber leider einfallslos.

Nach seiner Rückkehr war Willi total verändert. Er sagte: *»Ich bin impotent«* und ich machte mir noch Sorgen und wollte mit ihm einen Arzt aufsuchen. Aber nicht lange, dann erschien mir das mysteriös und ich stellte ihn temperamentvoll zur Rede. Heute kann ich das ziemlich emotionslos schildern, damals bin ich zusammengebrochen. Ich hatte in seinem Jackett (das ich erstmals in zehn Ehejahren durchsuchte) die Hotelrechnung für ein Doppelzimmer gefunden. Er leugnete nicht, sagte, dass er mich noch liebe, diese Frau aber seine große Leidenschaft sei. Er sagte mir nicht, wer sie war, aber dass sie jünger sei als ich. Ich war 33 Jahre alt, hatte mich im Leben schon arm, schlecht, dumm, langweilig u.v.m. gefühlt, bisher aber noch nicht alt. Ich erfuhr, dass sie drei Jahre jünger war als wir. Was folgte, waren Schuldzuweisung, Eifersucht, Chaos, dummes Zeug und Trauer.

Wochenlang saß ich abends mit Julia bei meinen Eltern und wartete bis 22.00 oder 23.00 Uhr – bis er uns endlich abholte, Julia mit ihren fünf Jahren total übermüdet. Mein Vater hielt das für unverschämt. Eines Abends konnte ich nicht mehr und gestand ihnen weinend, dass Willi eine Geliebte habe, mit der er jetzt seinen Sport betrieb. Meine Eltern waren natürlich empört und Willi war wütend, dass ich es meinen Eltern gesagt hatte, und warf mir vor, dass er sich jetzt vor meinen Eltern schämen müsse.

Kurze Zeit darauf kam er nach Hause und weinte, er müsse zu sich finden und alleine sein. Seine Schwester war zu einem Freund gezogen und ihre Wohnung stand leer. Sie stand allerdings auch weiter leer, denn er zog direkt zu seiner Freundin, um dort *»zu sich zu finden«*. Ich hatte in zwei Wochen 23 Pfund abgenommen, von Kleidergröße 42 auf Größe 38. Später erfuhr ich, dass die Affäre nur ein Jahr gehalten hatte.

Ich brachte Julia morgens zur Schule und wenn ich sie später abholte, hatte ich das Gefühl, dass ich auf der Straße umfallen würde. Ich war nur noch ein Schatten und sehr schwach. Das Mittagessen brannte mir ständig an, und bei jeder Schnulze im Radio kamen mir die Tränen. Die Einschulung ohne Anwesenheit des Papas war für uns sehr traurig, auch in der Kirche liefen mir die Tränen über die Wangen, denn es wurde auch noch ein Lied »vom Vater« gesungen. Ich versuchte die Tränen Julia zuliebe zu unterdrücken, aber es gelang nicht immer.

Der Unterhaltsprozess war furchtbar schlimm, ich erspare dir die Einzelheiten. Am Ende einigten sich unsere Anwälte über den Unterhalt und Willi erhielt vom Gericht noch eine Geldstrafe auferlegt, weil er kurzfristig den Arbeitsplatz gewechselt hatte und weniger verdiente.

Ich hatte Willi gebeten, seine restlichen Sachen abzuholen, wenn Julia schlief, sie sollte nicht sehen, wie er auszog. Er kam eines Abends unangemeldet gegen 18.00 Uhr mit seiner Cousine und deren Mann, öffnete sämtliche Schränke und sah nach, was er noch brauchen könnte – und Julia erlebte alles mit. Als er seinen Besuch auf meine Bitte beim zweiten Mal anmeldete, um noch die große, handgeschnitzte Madonna mit Kind und seinen großen Lederfernsehsessel abzuholen, hatte ich vorsorglich meinen Vater bestellt.

Ohne die auch finanzielle Hilfe meines Vaters wäre ich damals verloren gewesen. Willi wollte jetzt, dass ich die Scheidung einreichen solle. Er als schuldiger Teil (damals galt noch das Schuldprinzip bei Ehescheidungen) konnte das nicht. Ich sagte ihm: *»Ich tue das, aber dann gibt es nie mehr ein Zurück.«* Die Wohnung (das heißt die Schulden) hatte er mir vor einem Anwalt übertragen und es kam zusätzlich zu den bereits beim Kauf gezahlten Steuern noch Schenkungssteuer auf mich zu. Es kam auch Besuch von einer Dame vom Jugendamt, die einen Tee bei mir trank, alles gut fand und nie wieder erschien. Sie hatte mir nicht gesagt, dass mich in diesem Fall auch das Sozialamt unterstützen müsste, weil Julia erst sechs Jahre alt und neu eingeschult war und Willi in den ersten Monaten keinen Unterhalt zahlte, das erfuhr ich erst Jahre später. Ich hätte auch lieber Tag und Nacht gearbeitet und habe dies auch getan, als Sozialhilfe zu beziehen. Manchmal verdiente ich etwas mehr, manchmal war es so wenig, dass man davon nicht leben und nicht sterben konnte.

Wir waren im November 1972 in unsere neue Wohnung gezogen, im April 1973 zog Willi aus und im April 1974 wurden wir in Mittelstadt geschieden. Es dauerte fünf Minuten. Der Richter las den Namen der Geliebten meines Mannes vor und fragte ihn, ob er noch etwas sagen wolle. Willi sagte: *»Meine Frau trifft keine Schuld.«*

Was ich in den ganzen Wirren bis zur Scheidung am schlimmsten fand und niemals vergessen habe, waren seine dummen Sprüche: *»Ich hätte gerne anders leben wollen.«* – *»Ich hätte mehr Urlaub machen wollen.«* (Ich auch!) – *»Ich hätte kein Kind gewollt.«* (Gerade diesen letzten Satz habe ich Julia niemals gesagt, ich hoffe, sie liest es auch nicht – aber sie liest leider gar nichts mehr – und vielleicht muss sie es jetzt nach all diesen Jahren auch wissen. Ich glaube, sie hat es längst schmerzlich erkannt.)

Heute frage ich mich manchmal, ob die vielen kleinen Traurigkeiten und meine Einsamkeit in der Ehe nach und nach immer ein Stückchen mehr in mir abtöteten und er es früher spürte als ich. Die Scheidung und wie es dazu kam, hätte ich ihm verzeihen können, aber nicht, wie er in den Jahren danach mit Julia umging. Vieles war mir jetzt plötzlich klar, was ich in all den Jahren verdrängt hatte.

Als er endgültig ging, sagte er noch: *»Jetzt kannst du dich ja ganz deiner Tochter widmen.«* Damit bestätigte sich meine traurige Ahnung vieler Jahre, dass er Julia nie so geliebt hatte, wie ein Kind es braucht und verdient, ganz tief innen hatte ich es immer geahnt, aber nicht glauben können und verdrängt. Diesen letzten Satz von ihm fand ich besonders ungerecht.

Nach der Scheidung kam eine schrecklich lange Trauerzeit, in der mir nicht klar war, ob ich um Willi trauerte oder um mein verlorenes Ehe- und Familienleben oder um beides. Es war für mich ein ganz schrecklicher Gedanke, geschieden zu sein. Eine alleinstehende Mutter mit Kind, eine Alleinerziehende! Allerdings schloss ich mich nie einem Verein alleinerziehender Väter und Mütter an, ich wollte weiter ein ganz normales Leben führen, nicht in einem Ghetto leben. Nach langer Zeit fasste ich dann etwas neue Hoffnung. 1967 hatte ich mit dickem Bauch in den sechs Wochen zu Hause vor Julias Geburt hektisch noch schnell einige Ölbilder gemalt, weil ich ahnte, es würde für lange Zeit das letzte Mal sein. So war es auch. Nun begann ich wieder, mir meinen Kummer von der Seele zu malen. Aber die Ölfarben stanken und ich musste Geld verdienen und mich – vor allem – um Julia kümmern, denn da kam eine ganz große neue Sorge auf mich zu – Julia hatte die Trennung vom Papa nicht verkraftet, mein Fischlein, meine kleine Meerjungfrau war krank geworden.

Teil 2

Kinder- und Jugendjahre deiner Mama Julia

Jetzt war ich also geschieden. Julia sagte immer: *»Wir sind geschieden.«* Wir lebten zu zweit in unserer Dreizimmer-Eigentumswohnung. Dies alles liegt jetzt 25 Jahre zurück und die Emotionen sind abgekühlt. Es fällt mir schwer, meine damalige Verzweiflung heraufzubeschwören. Nach so vielen Jahren erscheint mir meine Tragödie wie eine Komödie, aber nicht für Julia.

Schon bald rief mich Julias Klassenlehrerin zu sich und fragte mich verwundert, was mit Julia los sei. Sie habe so einen außergewöhnlich guten Aufnahmetest gemacht und träume jetzt im Unterricht nur noch vor sich hin. Ihre Leistungen seien mehr als dürftig, sie arbeite einfach nicht mit. Ich gestand ihr, damals mit großer Scham, dass mich mein Mann verlassen habe. Ich war unfähig, mir irgendwelche Lügen auszudenken, warum auch, so geht es eben im Leben. Immer wieder stieß ich auf dieses Erstaunen, wie ein Mann eine so hübsche Frau verlassen konnte, nach dem Motto: *»Wer weiß, was da faul war ...«*. Das kränkte mich.

Es dauerte nicht lange, bis mich die Nachbarkinder ansprachen. *»Warum zuckt denn die Julia so komisch?«* Julia hatte ein Tic-Verhalten entwickelt, es sah grausam aus. Ihr ganzes süßes Gesicht verzerrte sich, ihre Händchen waren in Abwehr von sich gestreckt, mit weit gespreizten Fingern. Ich sah es auch und war entsetzt. Meine Eltern suchten mit Julia in Großstadt einen Neurologen auf. Er wollte Julia Medikamente zum Ruhigstellen verordnen. Damit war ich nicht einverstanden. Ich machte also weitere Termine mit Julia. Bei einem Schulpsychologen, ein nettes Gespräch, das weiter nichts brachte. In der Universitätsklinik in Großstadt wurden bei Julia die Hirnströme (EEG) gemessen, bei einem Psychologen musste sie ihre Familie malen. Das Bild kenne ich nur aus ihren Erzählungen.

Sie malte den Vater als Elefanten und die Mutter als Hirsch. Ich fragte Julia: *»Warum mich denn als Hirsch?«* Sie sagte: *»Ach, ich wollte dich als Reh malen, aber das ist mir nicht gut gelungen, da habe ich ihm einfach ein Geweih gemalt!«* (So gelangen also Psychologen zu ihren Erkenntnissen!) Ich hatte noch Termine bei zwei anderen Fachärzten und abschließend noch einen in Kleinstadt bei einer älteren Psychiaterin. Diese leugnete rundweg, dass Julia schlechte Noten haben könne, sie habe sich noch nie mit einem dermaßen intelligenten Kind unterhalten, das in der Lage sei, sich so auszudrücken. Letzten Endes brachte alles nichts und ich war nicht bereit, ihr irgendwelche Medikamente zu verabreichen. Ich war der festen Überzeugung, dass dieses Tic-Verhalten, das so urplötzlich nach der Scheidung aufgetreten war, auch nur davon herrührte und nur die Zeit und viel Liebe es heilen könnten.

Um wieder so viel arbeiten zu können, dass wir finanziell über die Runden kommen konnten, war es für mich höchste Zeit, dass Julia endlich den Kinderhort besuchte. Eines Abends sagte Julia zu mir: *»Ich glaube, ich würde jetzt auch in den Kinderhort gehen«*, was sie vorher stets kategorisch abgelehnt hatte. Sie war (und ist) sehr sensibel, sicher spürte sie meine Sorgen. Als alleinerziehende Mutter bekam ich schnell einen freien Platz und Julia besuchte nun direkt nach der Schule den Hort, konnte dort essen und Schulaufgaben machen, aber in den ersten vierzehn Tagen weinte sie sich abends stundenlang in den Schlaf. Und nach etwa vierzehn Tagen im Kinderhort kam die Krise. Als sie eines Abends wieder weinte und ich am Bettrand saß, sagte sie: *»Ich wünschte, ich wäre tot!«*

Niemals werde ich diese Worte vergessen. Ich tröstete sie, so gut ich konnte. Jeden Abend erzählte ich ihr ein Märchen oder sang ihr ein Lied, bis sie eingeschlafen war. Dann setzte ich mich wieder an meine Schreibmaschine, weil ich auch regelmäßig Schreibaufträge mit nach Hause nehmen musste.

Damals hatte sie ein Bild gemalt, das mich zutiefst erschütterte. Ich habe es in einem kleinen Tresor verschlossen und kürzlich zufällig wiedergefunden und es hat mich erneut so entsetzt, dass ich weinen musste. Auf dem Bild sind kleine Roboter mit einer Antenne am Kopf zu sehen, und darunter hatte sie mit ihrer eckigen Erste-Klasse-Schrift geschrieben: *»So sind wir jetzt geworden!«* – Kleine Roboter, die keine Gefühle mehr zeigen ... und seither ist sie total in sich verschlossen. In den kommenden Jahren, als sie noch viele Freunde und Freundinnen hatte und, so hoffte ich, glücklich war, fiel es mir nicht auf, aber noch heute kann sie selten Gefühle äußern.

Inzwischen hatte ich ein Angebot von amerikanischen Anwälten im Zentrum von Großstadt erhalten. In diesem Büro arbeitete ich dann zwölf Jahre als Übersetzerin, jeweils von 9.00 – 14.00 Uhr und fuhr noch häufig anschließend zur Werbeagentur, um mir Arbeit für zu Hause abzuholen, die ich dann bereits am nächsten Morgen wieder ablieferte. Ich konnte mich also zumindest nachmittags um Julia kümmern.

Im ersten Jahr bis zur und nach der Scheidung kam Willi beinahe gar nicht, um Julia zu besuchen. Seine Freundin wollte es nicht. In diesem schrecklichen ersten Jahr konnte ich ihn telefonisch nicht erreichen. Er sagte: *»Du brauchst nicht anzurufen, das Telefon steht im Herd* (warum?), *ich nehme es nicht ab.«* Es belastete mich lange Zeit sehr, dass unsere Ehe nach beinahe zehn Jahren ohne ein klärendes Gespräch zu Ende gegangen war, aber Gespräche mit ihm waren leider nie möglich gewesen. Kaum hatte er seine Geliebte verlassen, rief er ohne Hemmungen meine Eltern an (die er zuvor beschimpft hatte, sie hätten sich eingemischt), und sagte: *»Ihr könnt mich immer anrufen.«* Plötzlich kam er auch wieder zu den verabredeten vierzehntägigen Besuchszeiten und holte Julia ab. Wenn sie zurückkam, war sie traurig und aufgewühlt.

Ich weiß nicht, wie Julia sich noch daran erinnert. Ich glaube, in ihren Gedanken und Gefühlen hatte sie ihren Vater total verklärt – er war der große, ferne Held. Aber ihre Sehnsucht bleibt. Ohne dass sie es sagt, weiß ich, dass sie dich gerne ihrem Vater zeigen würde, sie ist so stolz auf dich!

Im Elternverein gab es auch eine Theatergruppe und hier hatten wir plötzlich Julias wahres Talent entdeckt! In vielen Theaterstücken stand sie total hemmungslos und ohne Angst auf der Bühne. Hatte sie einmal einen Satz vergessen, improvisierte sie einfach und beinahe noch besser. Außerdem tröstete sie ihre Mitspieler, denn sie hatte kein bisschen Lampenfieber. In meinen Fotoalben gibt es viele Fotos von Julia aus dieser Zeit und Kritiken aus örtlichen Zeitungen.

Und – wunderbarerweise – hatte sie über all den Aktivitäten und inzwischen auch den im Hort geschlossenen Freundschaften ihr Gesichtszucken und ihr Fingerspreizen vergessen. Man sah ihr nichts mehr an. Ihre Noten waren zwar nicht die besten, eher Mittelmaß, aber in Deutsch und später auch Englisch war sie nach wie vor unschlagbar.

Gelegentlich kam es vor, wenn ich sie vom Hort abholen wollte, dass sie sagte: *»Wir spielen gerade so schön, ich möchte noch bleiben.«* Dann war ich besonders glücklich, weil es ihr endlich gefiel und sie sich so gut eingelebt hatte. Wir feierten Kindergeburtstage mit den Kindern der ganzen Nachbarschaft, einmal waren es dreizehn. Allen – auch den Sorgenkindern, ein Mädchen besuchte die Sonderschule – geht es heute besser als Julia. Aber ich eile schon wieder mit meinen Gedanken – die leider sehr unruhig und gequält sind – weit voraus.

Um nichts in der Welt habe ich in all den Jahren einen Mann über Nacht mit zu uns genommen. Ich war gutbürgerlich, vielleicht auch spießbürgerlich erzogen. Ich hätte es nicht mit meinen Vorstellungen vereinbaren können, dass Julia nachts (vielleicht mit Halsschmerzen o. Ä.) zu mir ins Bett gekommen wäre und irgendein Onkel Fritz oder Franz oder ein paar Wochen später ein Hans drin gelegen hätten. Gerne hätte ich für Julia und mich einen echten Beschützer gehabt, aber in Zeiten der Emanzipation und nach kostspieligen Scheidungen gab es wenig Männer (zumindest sah oder fand ich sie nicht), die gerne einen Beschützer gespielt hätten, eher hätte ich einige »mit durchziehen und beschützen müssen« – danke, das hatte ich bereits und es hat mir nicht gut getan! Ich machte zwar viele interessante, liebenswerte, merkwürdige, freche und unverschämte Bekanntschaften, mit denen ich wirklich ein ganzes Buch füllen könnte, aber schon nach einem Treffen – wenn überhaupt – hatte ich bei der kleinsten Kleinigkeit kein Interesse mehr. Nach meinem Schmerz über das Scheitern meiner Ehe war ich damals sehr streng mit Männern, heute im Rückblick nach so vielen Jahren sehe ich vieles anders. Es gab auch wenig Spontaneität, es musste alles immer geplant werden. Ich hatte mir vorgenommen, nun endlich in Ruhe und Frieden zunächst einmal meine Julia großzuziehen. Dann würden wir weitersehen.

Jetzt traf uns aber ein neues großes Unglück. Mein Vater, Julias geliebter Ersatzpapa und Opa, war schwer an Darmkrebs erkrankt. Er überstand in zwei Jahren vier schwere Operationen, aber der Krebs hatte sich schon ausgebreitet. Er erhielt noch eine Chemotherapie, bis der Arzt ihm eines Tages sagte, es sei hoffnungslos. Er starb unter den entsetzlichsten Schmerzen. Die letzten acht Tage verbrachte er in der Klinik, weil seine Beine so dünn waren, dass meine Mutter das Morphium gegen die Schmerzen nicht mehr spritzen konnte – sie saß Tag und Nacht neben seinem Bett. Auch während dieser langen Zeit hatten wir meine Eltern – wie stets – sonntags besucht. Wie hätte ich wegbleiben und meinem Vater erklären können, dass wir nicht kommen wollten. Julia musste sein langsames Sterben zwei Jahre mit ansehen. In dieser schweren Zeit stellte auch Julias Papa (nachdem er etwa zwei Jahre von seinem Besuchsrecht mehr oder weniger Gebrauch gemacht hatte) seine Besuche ganz ein.

Als mein Vater 1978 im Alter von 64 Jahren starb, war Julia elf Jahre alt – und hatte ihre zweite große Liebe verloren. Es gab nun keinen Mann oder Beschützer mehr in unserer Familie. Nur noch meinen Bruder, Julias geliebten Onkel Peter. Er war 23 Jahre alt, studierte noch, kannte bereits seine spätere Frau und war – wie ich in meiner Jugend – vor allem mit seinem eigenen Leben beschäftigt und lebte auch nicht in unserer Nähe.

3. August 1998

Liebster Fabian, was für eine wundervolle Überraschung! Deine Eltern (Kirsten und Roland, wir duzen uns jetzt) haben mit dir und drei anderen Kindern gestern in Großstadt den Zoo besucht und euch die Affen, Bären, Seelöwen, Panther, Tiger und Vögel gezeigt. Du bist vorgestern genau ein Jahr und neun Monate alt geworden und kannst alle diese Tiernamen aussprechen. Auf der Heimfahrt habt ihr bei mir einen Zwischenstopp gemacht. Du betratest zum ersten Mal in deinem Leben meine Wohnung auf deinen eigenen kleinen Füßen. Vertrauensvoll legtest du deine kleine Hand in meine und stiegst die wenigen, für dich so großen Stufen zu meiner Wohnung hinauf, die du sofort in Besitz nahmst. Ohne es zu wissen, liefst du in das Zimmer, in dem deine Mama fünfzehn Jahre ihrer Jugend verbrachte. Auf dem Bett

liegen schöne Plüschtiere, noch von Julia, aber du griffst sofort nach einem kleinen Keramikauto im Regal, versuchtest es zu schieben und sagtest: *»Rollt nicht.«*
Es gab einen großen Abschied und viele Küsschen ... und ich musste an Julia denken – wie immer. Am 12. August hat deine Pflegemama Geburtstag und am 16. August tretet ihr wieder euren großen Campingurlaub mit etwa 90 Leuten an, wie schön, dass dein Leben nicht so einsam ist – wenn es nur so bleibt!

Die Schicksalsschläge deiner Mama waren aber noch nicht überwunden. Mitten in ihrem größten Schmerz – Papa kommt nicht mehr, Opa tot – durfte sie auch den Kinderhort nicht mehr besuchen. Das lag daran, dass der Hort an die Grundschule angeschlossen war und nur Grundschüler ihn besuchen durften. Julia wechselte nach der vierten Klasse in die Gesamtschule über, die weiter entfernt war. Sie hatte in den etwa vier Jahren, in denen der Hort und die Tanten ihre zweite Heimat geworden waren, viele Freundinnen gefunden. Sie kam nun direkt von der Schule nach Hause. Für etwas zu essen war immer gesorgt. Es gab möglichst etwas mit nur einem Topf, damit sie mit den Töpfen auf dem Herd nicht durcheinanderkam oder sie anbrennen ließ. Trotzdem kam es vor, dass sie die heiße Pfanne auf die Waschmaschine stellte und diese eine tiefe, braune Brandspur hinterließ. Zum Glück nie einen Hausbrand, denn sie war immer noch träumerisch und ganz furchtbar vergesslich. Ich stellte sie mir vor, wie sie alleine mit ihrem Teller am Tisch saß, und hätte weinen können, konnte es aber nicht ändern. Einmal kam ich nach Hause und Julia war ganz am Boden zerstört. Sie hatte von einem Verkehrsunfall auf der Strecke meines Heimwegs gehört und gedacht, sie habe jetzt auch keine Mama mehr. Auch wenn ich damals schon tiefere Einblicke in ihre Kinderseele gehabt hätte, hätte ich nicht gewusst, wie ich irgendetwas hätte ändern können – es ist schwer für eine berufstätige, alleinerziehende Mutter.

Nun überlegte ich, was ich Julia in ihrem einsamen, kleinen Leben noch anbieten könnte. Und hier sieht man, wie wir immer mehr unseren Eltern ähneln, ob wir wollen oder nicht. Ich wollte auch gerne, dass sie ein Instrument spielen könnte! Klavier (ohne das »Schiffer-«) war immer mein Traum gewesen. Ich hatte weder ein

Klavier noch den Platz oder Geld dafür. Was blieb sonst noch? *»Julia, möchtest du vielleicht Gitarre spielen lernen?«* Sie war einverstanden. Über die Jahre lernte sie dann bei verschiedenen Lehrern sehr schöne Songs zu spielen und mit warmer, tieferer Stimme dazu zu singen. Da es sehr häufig englische Songs waren, spielte sie und sang, wenn uns Kollegen von mir besuchten, sie war nicht schüchtern. Die Gitarre steht nach vielen Irrwegen wieder hier in ihrem Zimmer, ein paar Schritte von mir. Vielleicht hast du später einmal Lust, darauf zu spielen – es ist eine schöne Morris. Seit deine Mama im Alter von zwanzig Jahren so schwer krank wurde, hat sie nie mehr darauf gespielt und gesungen – mein kleiner Vogel singt nicht mehr!

Julia musste leider auch eine Brille tragen. Ein Schularzt hatte bei der Einschulung festgestellt, dass sie kurzsichtig sei. Einige Zeit später stellte ein Augenarzt fest, dass sie keine Brille brauche, sie sei vielleicht nervös gewesen. Als sie etwa zehn Jahre alt war, ergab ein weiterer Test, dass sie sehr schlecht sah. Wieder Augenarzt – Brille (heute sind es 3,5 und 4 Dioptrien).

Mit 14 Jahren wollte sie dann unbedingt Kontaktlinsen haben, sie hasste ihre Brille und fand sich nicht schön. Um ihr schwaches Selbstbewusstsein zu stärken, kaufte ich sie ihr sofort, unter der Bedingung, dass sie sie gut pflegte und darauf aufpasste, denn mit ihren Schulheften und in ihrem Zimmer war sie sehr schlampig. Sie pflegte die Linsen gewissenhaft. Ich fragte mich oft, warum sie – wo sie doch so hübsch war und man es ihr auch sagte – so wenig Selbstbewusstsein hatte. Hielt sie sich im Innern nicht für schön und liebenswert?

Natürlich fragte ich sie auch nach ihren Schulaufgaben und wenn sie versicherte, es sei alles in Ordnung, sie seien erledigt, glaubte ich es. Das war noch während der Zeit der Gesamtschule, die sie dann mit der mittleren Reife verließ. Ihre Schule bot nachmittags einen Schreibmaschinenkurs an, den sie besuchte und leider nach kurzer Zeit abbrach, was ich sehr bedauerte – aber wie konnte ich sie zwingen? Ich musste häufig an ihren Vater denken – vermied aber vor ihr Vergleiche –, sie ähnelte ihm in so vielem, kein bisschen Ehrgeiz. Trotzdem dachte ich, wie schon früher, was soll's, vielleicht wird sie einmal glücklicher als ich, so wie sie ist. Es ist sehr schwer, die liebevolle Mutter zu sein und auch noch einen

Vater halbwegs zu ersetzen. Ich halte es für absolut überheblich, wenn Frauen ein Kind ohne Vater planen.

Als Julia etwa vierzehn Jahre alt war, tauchte die Frage der Tanzstunde auf. Ich dachte an die Väter, die ihre Töchter zum Ball begleiten würden – sollte ich ihr zu- oder abraten? Ich entschloss mich, sie alleine entscheiden zu lassen. Eine Schulfreundin aus der Nachbarschaft ging auch, also anmelden! Und es kam der Tag des Abschlussballs. Julia stand nicht auf Rüschen und Spitzen. Sie hatte sich ein in seiner Einfachheit raffiniertes, weinrot-schwarz gestreiftes Kleid ausgesucht. Meine Vorahnung bestätigte sich – es war ein trauriges Erlebnis. Alle Mädchen wurden von ihren Vätern zum Tanz aufgefordert und Julia musste warten, bis sie der Vater ihrer Schulkameradin ebenfalls aufforderte. Sie war so hübsch – und saß da wie ein Mauerblümchen. Zum Glück wurde sie später noch von vielen Jungs aufgefordert, aber sie hatte kein Interesse mehr an Fortgeschrittenen-Kursen. Dies und viele ähnliche Erlebnisse taten sehr weh. Ich habe sie nie vergessen und Julia mit Sicherheit auch nicht.

Mit knapp sechzehn Jahren ließ sich Julia heimlich von unserem Frauenarzt die Pille verschreiben. Ich erfuhr davon, als ich die Mahnung wegen des Krankenscheins in meinem Briefkasten fand. Typisch Julia! Zunächst war ich sehr enttäuscht, es erschien mir zu früh – und ich war enttäuscht, dass sie mir nicht vertraut hatte. Aber was wollte ich denn, so hatte ich es ihr doch vorgeschlagen, sie hatte meinen Rat befolgt – es hätte auch ganz anders kommen können!

Der »Grund« hieß Wolfgang. Er war ein gleichaltriger Schulkamerad aus der Gesamtschule, groß, schlank, hellblond, mit weißblonden Härchen auf Armen und Beinen (Julia liebte das, ich konnte es verstehen), hellblauen Augen – ein hübscher, aber auch hektischer und rastloser Junge. Ich gebe zu, dass ich Angst hatte, dass sie sich so früh schon an einen Gleichaltrigen binden würde (wie ich), denn es sah nicht so aus, als ob er Julia Geborgenheit geben könnte. Er wollte Ingenieur werden. Auch seine Eltern, wie konnte es anders sein, waren geschieden. Sobald er 18 war, hatte Wolfgang ein altes Auto und zwischendurch auch ein Motorrad – Julia fuhr natürlich mit. Das Einzige, was ich in meiner Angst tun konnte, war umgehend für Julia eine Unfallversicherung abzuschließen, die ich bis heute beibehalten habe. Mit ihm und seinem Freundeskreis war Julia häufig unterwegs und ich machte mir große Sorgen, wenn sie spät nach Hause kam. Einmal kam sie erst um 4.00 Uhr morgens (ich weiß genau, dass sie 16 Jahre alt war, sie behauptete allerdings kürzlich, sie sei schon 18 Jahre alt gewesen). Ich konnte nie einschlafen, bevor sie zu Hause war, und musste morgens um 6.00 Uhr aufstehen. In meiner lange Stunden durchlebten Angst, ob etwas geschehen sei, schrie ich sie an. Sie schrie zurück, wie ich sie noch nie erlebt hatte, und kam auf mich zu, als ob sie mich schlagen wolle. In ihren tiefdunklen Augen stand ein solcher Hass, dass ich nur noch denken konnte: *»Mein Gott, sie ist ja wahnsinnig!«* Dieser Gedanke erschreckte mich maßlos. Ich schob ihn zur Seite und beruhigte mich und einige Tage später dachte ich: *»Gott sei Dank, wenigstens lernt sie doch endlich, sich durchzusetzen.«* Viel später sagte sie einmal zu mir: *»Wenn du manchmal gesehen hättest, was uns alles – mit dem Auto – passiert ist ...«*

Dreimal machte Julia Schluss mit Wolfgang und er kam immer wieder, beim letzten Mal schenkte er ihr eine Schallplatte mit dem Titel »Schlag die Tür nicht zu«. Aber irgendwann war die Tür zu, ich weiß nicht, ob Julia es später bereute. Sie hatten über die Jahre immer wieder einmal Kontakt, er besuchte sie auch 1990 in der Klinik während ihres ersten Aufenthaltes dort und später, wie sie mir sagte, noch einmal in ihrer Wohnung. Jetzt wissen wir nichts mehr von ihm.

9. August 1998

Heute waren Julia und Louis bei mir zum Essen, es ist Sonntag. Am vergangenen Dienstag hat Julia von hier aus einen Termin bei dir, Fabian, mit deiner Mama verabredet. Gestern Abend hat deine Pflegemama bei mir angerufen. Sie würden gerne mit Julia und Louis und euch Kleinen schwimmen gehen. Julia sitzt nur im abgedunkelten Haus bei Louis (der Fensterladen in seiner Küche ist immer geschlossen, ob warm oder kalt), ich weiß, dass sie gerne schwimmen gehen würde. Louis aber hat zu nichts Lust. Als sie endlich hier ankamen, konnte ich mich nicht, wie sonst, beherrschen. Ich habe zu Louis gesagt: *»Ich finde es eine große Unverschämtheit, nicht zu deinem Fabian zu fahren – Julia*

geht auch gerne einmal schwimmen. Wenn euer Sohn bei euch wäre, könntest du auch nicht immer nur zu Freunden gehen und Bier trinken, der Fabian möchte dann auch mal im Schwimmbad plantschen ...« Während ich das Essen auftrug, gab ich Julia das Telefon und sagte: *»Dann sagt bitte selbst ab ...«* Julia reichte den Hörer an Louis mit den Worten weiter: *»Wenn du nicht fahren willst, sag es ihnen bitte selbst.«* Darüber war ich richtig glücklich, denn in letzter Zeit passt sie sich ihm wieder vollkommen an und dabei geht es ihr nicht gut. Louis sagte dann: *»Dann fahren wir eben.«* und war die ganze Zeit bis zur Abfahrt motzig. Auch Louis wollte dich unbedingt haben und liebt dich sehr. Anfangs hat er dich überall (meistens mit mir) so oft wie möglich besucht. Dich bei Fremden zu sehen, tut ihm so weh wie deiner Mama, aber er drückt sich gerne vor allem. Ich glaube, dass dein Papa krank ist, und wenn es nur vom Alkohol kommt, ich weiß es nicht – er geht nicht zum Arzt. Es kann ja nur so sein, würde sich sonst ein Mann von 37 Jahren nicht um Arbeit bemühen und nach wie vor von und bei seinen Eltern leben?
Aber ich muss mich beruhigen, denn es war eine große Aufregung für mich, so zu einem erwachsenen Mann zu sprechen. Ich möchte dir unsere Geschichte weitererzählen.

Julia hatte also die Tanzstunde beendet und, vor allem, ihren Realschul-Abschluss gemacht. Jetzt tauchte natürlich die Frage auf: *»Was nun?«*. Sie zeigte für gar nichts Interesse. Sehr vage deutete sie an, sie würde gerne *»etwas mit Kunst«* machen. Einmal erwähnte sie auch eine Fachschule in Großstadt, wo man zum Schaufensterdekorateur ausgebildet würde. Ich gebe zu, ich hatte große Angst, ob sie mit ihrer Schusseligkeit, Vergesslichkeit und Träumerei – immer noch starke Merkmale bei ihr – den Weg nach Großstadt mit dem Zug mit Umsteigen usw. schaffen würde. Beide Töchter ihres Schulrektors waren auf dem Weg nach Großstadt beim Einsteigen unter den Zug geraten und getötet worden – so konnte ich mir auch Julia vorstellen. Sie vertrat – wie früher ihr Vater, die Ähnlichkeiten waren erschreckend – niemals energisch einen Wunsch. Ich wusste nie so richtig, *»will sie etwas wirklich«*. Bekomme ich es – gut, bekomme ich es nicht – auch gut ...

In Mittelstadt gab es ein Gymnasium für Wirtschaft, das einzige Gymnasium, das Julia wegen ihrer schlechten Noten die Chance eines Aufnahmetests gab. Wirtschaft – wie auch früher meine Handelsschule – war ja nicht so ihr Ding, aber *»irgendetwas mit Kunst«* war auch nichts *»zum Anfassen«*. Plötzlich sagte sie energisch: *»Wenn ich den Test bestehe, gehe ich auch hin.«* Sie trat also zur Prüfung an, war in Mathematik wohl wirklich sehr schlecht, aber dafür als Ausgleich so gut in Deutsch und Englisch, dass sie die Prüfung bestand. Zunächst einmal große Freude darüber. Wir hatten wieder einige Jahre Zeit, bis wir uns Weiteres in Sachen Beruf überlegen mussten. Vielleicht kam ja noch die Erleuchtung!

In dieser Zeit – Julia muss etwa 16 Jahre alt gewesen sein – gab es ein weiteres, einschneidendes Erlebnis. In ihrer Kindheit war Julia ein Pummelchen, wie ich, hatte sich aber während der Pubertät schön entwickelt und war schlank geworden und sehr hübsch. Irgendwann nach der Tanzstunde sagte sie: *»Jetzt müsste mich mal der Papa sehen.«* Sie fand sich also selbst schön und hoffte, dass er sie jetzt auch lieben könnte! (So erklärte ich es mir.) Ich dachte nach und sagte: *»Vielleicht solltest du einmal deine Oma und deinen Opa besuchen und triffst bei dieser Gelegenheit zufällig auch deinen Papa.«* Gesagt, getan. – Nach ihrer Rückkehr war sie noch immer aufgeregt. Ihr Vater hatte sie abgesetzt und sie erzählte: *»Papa ist mit seiner Freundin Ulrike gekommen.«* Aber auf der Heimfahrt habe er gesagt: *»Ich habe immer nur deine Mama geliebt, die Ulrike habe ich nur, weil sie so bequem ist. Sie macht alles mit.«* Ich weiß nicht, warum er ihr das erzählen musste. Schon wieder stand ich als die Schuldige da – der arme Papa, den ich nicht mehr haben wollte! Willi war damals etwa 43 Jahre alt und seine Freundin 26. Sie heirateten kurz danach und bekamen – obwohl er keine Kinder wollte, aber Ulrike unbedingt, wie ich später erfuhr – noch einen kleinen Sohn und eine Tochter. Eine andere Geschichte. Ein regelmäßiger Kontakt kam nie zustande. Ulrike reagierte eher eifersüchtig auf Willis hübsche Tochter. Wieder eine große Enttäuschung für Julia. Ein paar Jahre später erfuhr ich, dass auch die Ehe von Ulrike und Willi nicht gehalten hat.

Nach ihrem 18. Geburtstag wollte Julia unbedingt ihren Führerschein machen. Sie schaffte ihn zum Erstaunen ihres Fahrlehrers nicht beim ersten Anlauf, aber im zweiten Anlauf – was das alles kostete! – klappte es. Julias Freude über ihren Führerschein war groß.

Ich arbeitete nach wie vor bei den amerikanischen Anwälten. Julia besuchte ihr Wirtschaftsgymnasium, schilderte mir häufig auf lustige Weise ihre Lehrer, nahm auch an Klassenfahrten teil. Ein Schuljahr musste sie wiederholen, aber das machte uns nicht so viel aus, selbst Einstein war kein guter Schüler! So dachte ich, später erfuhr ich, dass es Julia sehr wohl etwas ausgemacht hatte, ihre Mitschüler zu verlassen, aber darüber sprach sie nicht.

Später habe ich es häufig bereut und selbst nicht verstanden, dass ich die Lehrer im Gymnasium nicht aufgesucht und mich nach Julias Leistungen erkundigt habe. Erstens kannte ich das nicht von meinen Eltern und zweitens hat Julia das sehr geschickt zu verhindern gewusst. Sie war schon damals voller Überzeugungskraft, wie sie es auch heute noch bei Ärzten und Betreuern versteht, die mir häufig bestätigen, wie gut sie den Schein wahren kann. Sie versicherte mir, dass alles gut stünde und sie das Abitur schaffen würde. So gingen unsere Jahre dahin. Die Abitur-Prüfung stand bevor, Julia nahm an der schriftlichen Prüfung teil … und wurde zur mündlichen nicht mehr zugelassen. Das war im Frühjahr 1987!

Ich vergesse niemals, wie wir zusammen in unserer Küche saßen und sie es mir verkündete. Wir weinten beide. Dann fasste ich mich und sagte: *»Julia, willst du das Jahr wiederholen? Es ist schließlich nur ein Jahr deines Lebens!«* Sie war hin und her gerissen, sagte aber dann: *»Ich hab genug von der Schule, ich will es nicht wiederholen.«* Und ich – wo habe ich versagt, wo war ich zu schwach? – bestand nicht darauf und dachte: *»Es muss ja nicht jeder Abitur haben, soll ich sie durch ein weiteres unnützes Jahr quälen? Muss ich ihr meinen Ehrgeiz aufzwängen?«*

Nun hieß es aber, baldmöglichst eine Ausbildungsstelle zu finden – aber als was? Krankenschwester? – Nein, sie kann kein Blut sehen! Büro? – Nein, das hatte sie noch nie gewollt, konnte ich mir bei ihrer Unordentlichkeit in Papierdingen auch nicht richtig vorstellen! Verkäuferin schon gar nicht – kann ich verstehen, ich kann auch nicht lange stehen. Ich hatte mich beim Hessischen Rundfunk u.a. nach dem Beruf der Cutterin erkundigt, ebenso nach einer Ausbildung als Maskenbildnerin (zuvor eine Lehre als Frisörin), um auch etwas kreativere Berufe ausfindig zu machen. Ich habe heute noch LEITZ-Ordner voll mit Empfehlungen, die ich für Julia herausgefunden hatte, denn von Julia kam gar nichts, keinerlei Interesse, während ihre Schulkameradinnen schon massig Bewerbungen geschrieben hatten. Einmal sprachen wir zusammen bei einer bekannten Schauspielschule in Großstadt vor und meldeten sie an. Da konnte ich mir sicher sein, dass sie dafür geeignet wäre. Aber die Zeit des Probesprechens rückte näher, Julia zeigte kein Interesse, irgendein Stück auswendig zu lernen. Nichts zu machen, ich kannte mein Kind nicht mehr. In der Nähe meines Arbeitsplatzes gab es eine Apotheke, in der ich einkaufte. Ich fragte Julia: *»Wie wäre es denn mit Apotheken-Helferin?«* Das weckte erstmals ihr Interesse, sie war nicht abgeneigt – nicht ganz so langweilig, sah sich gar schon als Kräuterhexlein. Die Inhaberin der Apotheke wollte Julia gerne einmal sehen. Wir fuhren zusammen in die Stadt und sie stellte sich vor. Einverstanden, Julia hatte ja sehr gutes Benehmen – man war sich sympathisch – und ich war furchtbar erleichtert; auch eine solche Ausbildung war vielleicht nicht schlecht!

Jetzt sollte sie einen ganzen Tag arbeiten, das war schon eine große Umstellung für sie ...

Und dann kam der ganz große Schlag: Julia wollte bei mir ausziehen! Sie dachte wohl, jetzt fange das große Leben für sie an, keine Vorschriften mehr von Mutter! Sie hatte ein paar junge Leute kennengelernt, die in einer Art Wohngemeinschaft wohnen wollten. Sie war nicht davon abzubringen. Was konnte ich tun – sie war volljährig! (Heute denke ich, ich hätte sagen sollen: *»Nach deiner Ausbildung kannst du ausziehen, sonst bekommst du keinen Pfennig Unterhalt!«* – aber damals ... und hätte es wirklich etwas geändert?) Im Mai 1987 war sie durch ihr Abi gerasselt, im August 1987 sollte sie ihre Ausbildung antreten. Ich hatte die größten Bedenken, dachte aber: *»Was soll's, es ist ein Versuch, sie kann ja jederzeit wieder zurückkommen.«*

Ich weiß nicht, ob sie mich damals hasste, ich habe viel darüber nachgedacht. Bevor sie auszog, rief sie jeden Abend, wenn sie aus dem Bad kam und in ihrem Bett lag: *»Mama, ich bin fertig.«* Das hieß: »Gutenachtkuss bitte!« Und ich kam und wünschte ihr eine gute Nacht, dann drehte sie sich zufrieden zur Seite. Wenn ich abends mit einem Buch, einer Handarbeit oder auch nur vorm Fernseher saß und wusste, dass sie nebenan schlief, fühlte ich mich in den ganzen Jahren niemals einsam. Ich schaffte alles alleine und meinem Kind ging es gut – war ich blind, war das schon überheblich? Einmal hatte sie mich heftig angefahren: *»Wegen einem Seitensprung lässt du dich gleich scheiden.«* Ich hatte ihr ja nicht alle Einzelheiten geschildert – hätte ich auch nicht tun können, es war doch ihr Vater. Was hat sie sich alles so zusammengereimt? Hielt sie mich für vollkommen doof, weil ich doch hübsch war und ihren Vater trotzdem nicht halten konnte oder gehalten habe? Hat sie mich so sehr dafür gehasst? Warum nicht ihn? Ich weiß es nicht.

Ich hatte nie darauf gehofft, wie manche meiner Freundinnen, die von ihren heranwachsenden Kindern genervt waren, Julia loszuwerden. Julia war auch nie nervend. Die Musik, die sie hörte – Pink Floyd, Deep Purple und ähnliche Gruppen – gefiel mir selbst. Aber immer noch dachte ich, *»die Tür steht ja offen ...«*.

Ich half ihr also beim Umzug und beim Einrichten ihres WG-Zimmers, so gut ich konnte. Es war ein hübsches Zimmer; trotzdem fühlte sie sich dort, glaube ich heute, total einsam. Ich dachte wieder, ich kann mich ja irren, vielleicht (hoffentlich!) schafft sie es!

Sie musste jetzt morgens früh alleine aufstehen, ging mit Sicherheit ohne Frühstück aus dem Haus, dann mit der Bahn zur Arbeit. Sie hatte dann einen anstrengenden Tag, musste auch per Bahn Medikamente ausliefern, kam abends spät nach Hause. Hatte sicherlich Hunger, musste sich noch um ihre Wäsche kümmern (ich hätte es gerne weiterhin getan). Sie lehnte jede Hilfe von mir ab.

Im ersten Monat zahlte die Apothekerin ihr sogar ein etwas höheres Gehalt als vereinbart, war also offensichtlich mit ihr zufrieden. Wenn ich sie abends in ihrer WG anrief, wurde ich unwirsch und schnell am Telefon abgefertigt. Entweder kam sie gar nicht und ließ ausrichten, dass sie im Bad sitze, oder es hieß ganz kurz: *»Ich esse gerade«*, ich konnte mir keinen Reim darauf machen – ich gebe es zu, es tat sehr weh und ich war sehr gekränkt.

Immer wieder versuchte ich, den Kontakt aufrechtzuerhalten. Einmal fuhr ich mit einem selbst gebackenen Kuchen hin, sie war nicht da. Einer ihrer Wohngenossen sagte später zu ihr: *»Du hast Glück, dass du so eine Mutter hast«* (berichtete sie mir selbst). Julia erzählte mir (auch erst viel später), sie habe kein einziges Stück von dem Kuchen bekommen, ihre Mitbewohner hätten alles alleine aufgegessen, wie auch der Kühlschrank häufig leer gewesen sei. In einen der beiden Studenten hatte sie sich, glaube ich, verliebt, sie hat es einmal angedeutet. Es muss alles sehr kompliziert gewesen sein, ich habe es nie richtig erfahren. Sie hatte auch das Gefühl, verachtet zu werden, weil die drei anderen Abitur hatten und sie nicht. Vielleicht stimmte es, vielleicht auch nicht – Komplexe hatte sie schon immer (es deutete aber schon auf ihre Erkrankung hin, von der ich zu diesem Zeitpunkt noch gar nichts wusste). Später sagte sie häufig, das sei ihre schlimmste Zeit gewesen.

Es war jedenfalls der Anfang vom Ende. In späteren Gutachten, von denen mir einige vorliegen, viele nicht, weil Julia erwachsen ist und ich keinerlei Anspruch mehr darauf oder auch nur auf Arztgespräche ohne ihr Beisein habe, steht, dass ihre Krankheit im Alter von fünfzehn Jahren schleichend begann. Ihr Auszug von zu Hause war der Anfang allen Unglücks, der Anfang vom Ende. Oder nein, vielleicht war es nur das Tüpfelchen auf dem »i«, lag der Anfang schon viel weiter zurück? Ich litt furchtbar, als uns Julias Vater verließ, fühlte mich einsam, unbeschützt, obwohl ich später einsah, dass ich in dieser Ehe auch nie beschützt war. Aber für Julia war es tausendmal schlimmer. Wenn ihr Vater auch wenig mit Julia unternahm, fühlte sie sich doch beschützt und geborgen. Dieses Gefühl hat sie seither immer gesucht und nie mehr gefunden. Wie einsam sie seit damals war und ist, kann ich nicht einmal ahnen.

Oder geht der Anfang noch weiter zurück? Begann ihr Schmerz, als sie weinte, wenn wir sie freitags bei Oma und Opa abholten, und sonntagnachmittags wieder, dieses Mal, weil sie von Papa und Mama weg musste? Wann beginnt der Schmerz, die Ohnmacht, die Verlassenheit? Darüber denke ich jetzt nach. Ist in dir, Fabian, der Schmerz deiner ersten Wochen? Als du zunächst ohne das Streicheln und die Liebkosungen deiner Mama länger im Krankenhaus lagst und dann vier Wochen bei deiner ersten Pflegefamilie verbrachtest – weckst du deshalb häufig nachts deine Eltern (das sind sie ja für dich) und willst schmusen, dich versichern, dass jemand da ist, der dich liebt? Wann beginnen diese Urängste, wann manifestieren sie sich in Krankheit? So viele Fragen und keine Antworten, die den Schmerz lindern können.

Teil 3

Krankheit deiner Mama, deine Geburt und ersten beiden Lebensjahre

11. August 1998

Dienstag. Seit Sonntag habe ich nichts von deiner Mama Julia gehört. Ich hätte gerne bei euch zu Hause angerufen, um zu erfahren, wie es im Schwimmbad war. Aber ich kann mich erinnern, wie müde man abends ist, bis die Kleinen nach einem so anstrengenden Tag schlafen, und habe es unterlassen. Gestern habe ich deiner Pflegemama einen Brief zu ihrem Geburtstag am 12. August geschrieben, ihr gratuliert und ihr für all ihre Liebe gedankt, die sie dir schenkt. Habe seit gestern versucht, Louis' Mutter, deine Oma Elfriede, zu erreichen, konnte mir nicht erklären, warum sie nicht ans Telefon geht. Sie wird 71 Jahre alt, ist klein und wiegt mindestens 130 kg. Sie braucht ewig, um die vier Stufen ihrer Wohnung hinunter und zum Briefkasten zu gehen, hat auch Arthrose in den Kniegelenken. Niemand kann so viel essen, ich bin sicher, dass sie krank ist – vielleicht Schilddrüse, wie sicherlich auch Louis. Sie ist lieb, war früher Kinderkrankenschwester und hat dich einmal bei deinen Pflegeeltern (mit dem Sachbearbeiter vom Jugendamt, Uroma Henny und mir) besucht und sich ganz mühsam und langsam die steilen Treppen zu eurer Wohnung hinaufgeschleppt. Sie will dich im Sommer noch einmal besuchen, wenn sie im Garten sitzen kann. Louis' Vater hat dich nie besucht und nie gesehen; ich kann ihn nicht verstehen. Er ist 75 Jahre alt und war Behördenangestellter. Sie leben jeder für sich in dem kleinen Häuschen, deine Oma sagt immer zu mir: *»Heiraten Sie nie mehr!«* Als du geboren wurdest und es feststand, dass deine Mama dich nicht versorgen kann und darf, wollten sie dich zu sich nehmen. Der Sachbearbeiter vom Jugendamt hat sogar mit einer Dame vom Amt (die auch deine Familie aussuchte) einen Hausbesuch gemacht, es aber nicht erlaubt. Ich bin heute froh darüber. Du musst nicht in dem alten Haus leben, in dem alles nach Schimmel riecht, das einsam und abgelegen liegt, niemand könnte dich vor Unfällen bewahren, schnell, wie du bist. Du hättest nicht eine junge Familie mit Geschwistern, mit denen du viele schöne Urlaube verbringst, und auch nicht deine anderen Omas und besonders auch Opas, bei denen du glücklich bist.

Heute vormittag habe ich in einer großen Zeitung die Anzeigen vom Wochenende durchgesehen, es wäre auch einiges für Louis dabei, aber ... Ich müsste einen kleinen Zusatzjob für hin und wieder finden; komme schlecht und recht mit meiner Vorruhestandsrente aus. Heute habe ich wieder eine Anzeige gefunden und angerufen, ich soll ein paar Unterlagen schicken. Auf der Suche nach einem Bewerbungsfoto habe ich in unseren Alben geblättert. So viele schöne Fotos von Julia als Kleinkind, Konfirmandin und lächelndem jungen Mädchen entdeckt. Lange Zeit habe ich es vermieden, mir diese Fotos aus glücklicheren Tagen anzusehen.
Dabei fiel mir auch Julias Babyalbum in die Hände, das sie sich als kleines Kind so gerne betrachtet und ihren Freundinnen gezeigt hat. Als die Welt noch in Ordnung war! Es ist dreißig Jahre alt, ich habe viele nette Geschichten getippt und reingeklebt. Es vergilbt schon leicht, die selbstklebenden Fotoecken schlagen durchs Papier, einige Fotos lösen sich. Ich verliere mich in Fotoalben und Erinnerungen. Die letzte Eintragung in Julias Babyalbum vom November 1969 (sie war zwei Jahre und acht Monate alt!) lautet: »Im Fernsehen fiel das Wort GLÜCK. Ich fragte Julia: *»Was ist Glück?«* – Sie dachte nur ganz kurz nach und sagte dann: *»UNS!«*

UNS! Ich muss das Album weglegen. Was ist aus UNS geworden? Ihr Vater hat UNS vor langer Zeit verlassen, wann ist mir Julia so entglitten und warum? Ja, ich weiß, die Ärzte sagen, mit 15 Jahren setzte ihre Krankheit schleichend ein. Es dauerte aber noch Monate nach ihrem Auszug von zu Hause – in größtem Chaos –, bis ich mehr über diese schreckliche Erkrankung erfuhr. Ich weiß nicht, lieber Fabian, wie deine nächsten Jahre verlaufen werden und was du über die Krankheit deiner Mama von deinen Pflegeeltern – vielleicht auch vom Jugendamt – erfahren wirst, dieser Teil meiner Geschichte ist der schwerste; ich würde gerne hier mit meiner Erzählung aufhören. Aber, wenn du es bis jetzt nicht genau erfahren hast, muss ich es dir aufschreiben, denn du musst wissen, dass dich deine Mama niemals freiwillig hergegeben hätte.

Zunächst vergingen noch viele schwere Monate, bis ich selbst endlich die schreckliche Wahrheit erfuhr. Aber ich möchte dir der Reihe nach berichten. Vorher wollte ich dir aufschreiben, dass auch deine Mama einmal ein gesunder, kleine Mensch war mit sehr viel Zärtlichkeit und vielen Begabungen. Vor allem mit vielen Wünschen, Träumen und Hoffnungen, so wie du dereinst auch.

Sie wollte also nichts mehr von mir wissen, wie es schien. Obwohl die Apothekerin ihr im ersten Monat mehr gezahlt hatte und offensichtlich mit ihr zufrieden war, wurde ihr nach drei Monaten im Oktober ihr Ausbildungsplatz gekündigt. Ich saß im Büro und meine Mutter rief an: *»Julia ist gekommen, sie hat sich ins Bett gelegt und die Decke über den Kopf gezogen, sie war ganz grün im Gesicht.«* Ich war mitten in dringender Arbeit, konnte nicht weg. Sie rannte dann aber auch bei meiner Mutter wieder weg und zurück in ihre Wohngemeinschaft. Von der Apothekerin konnte ich nichts Genaues erfahren, sie sagte noch: *»Julia muss ihr Gedächtnis trainieren.«* Es war alles sehr undurchsichtig. Julia war jedenfalls so durcheinander, dass meine Mutter und auch ich an Drogen dachten.

Um 12.00 Uhr nachts erhielt ich einen Anruf von den Studenten in der WG, dass sie Julia noch in dieser Nacht auf die Straße setzen würden. Ich war ganz außer mir, das ging doch nicht einfach so, ich würde hinkommen. Doch, sie würden es tun. Niemand sagte mir genau, warum. Da Julia jetzt nicht mehr zur Arbeit musste, blieb sie offensichtlich den ganzen Tag im Bett liegen – starke Depressionen? Drogen? Beteiligte sie sich nicht an der Hausordnung? Auch keine Antworten. Wieder Anruf. Ich bräuchte nicht zu kommen, Wolfgang kam. Wolfgang brachte sie in dieser Nacht in die Wohnung seines Freundes Albert, der auch schon jahrelang zum Freundeskreis gehörte. Dort blieb sie einige Wochen und kümmerte sich um nichts. Wir wurden aufgefordert, die Wohnung zu räumen. Nach der Arbeit fuhren meine Mutter und ich abends zur WG, packten Julias sämtliche Klamotten und kleineren Möbelstücke (mehrere Fahrten) und brachten wieder alles zu mir, versuchten noch, von einem der Studenten etwas mehr zu erfahren – umsonst. Ich kann kaum weitererzählen. Es war eine schreckliche Zeit, aber erst der Anfang.

Julia lebte also vorübergehend bei Albert, nicht sehr weit von Uroma Henny und besuchte sie hin und wieder per Taxi – zu dieser Zeit hatte sie immer, wenn sie zu Oma kam, eine Bierflasche in der Hand (sie, die nie getrunken hatte und Bier verabscheute – vielleicht stillte es ihren Hunger?). Sie scheute sich nicht, den Taxifahrer mit einem silbernen Armreif zu bezahlen. Wir kannten sie nicht mehr. Sie erzählte mir, wie sehr sie litt, weil sie ihr Abitur nicht hatte und die Leute in ihrer WG sie deshalb verachtet hätten. Sie wollte es so gerne und unbedingt noch nachmachen. Dafür gab es nicht mehr sehr viele Möglichkeiten, trotzdem wollte ich die Hoffnung nicht aufgeben. Ich erkundigte mich und fand eine Privatschule mit monatlich sehr hohen Kosten, wo sie es in ein bis anderthalb Jahren machen konnte. Wir hatten ein Gespräch mit dem Rektor (auch ihm fiel nichts auf, Julias Verhalten war häufig vollkommen unauffällig, das ist ihre noch heute bekannte Ambivalenz, sie schaffte und schafft es spielend, sich für eine bestimmte – wichtige – Zeit vollständig normal zu benehmen). Wir meldeten sie an. Daraufhin zog sie bei Albert aus und bei Uroma Henny in Peters ehemaliges Zimmer, das sie auch mit einigen Sachen von sich einrichtete (vor allem Tüchern an der Wand, wie noch heute). Dann die Schule! Sie besuchte sie alles in allem ca. vierzehn Tage, ging auch weiter morgens bei Uroma aus dem Haus, bis wir später erfuhren, dass sie in der Schule nicht angekommen war. Sie erzählte mir irgendwann, dass sie es nicht aushielte unter all den reichen Söhnen, deren Eltern zum Teil Privatflugzeuge hätten. Sie lebte dann bei Oma, wollte mitten in der Nacht zu Fuß weg in die Stadt und Oma stellte sich ihr entgegen vor die Tür. Julia wurde rabiat, Oma konnte sie nicht halten. Das ging natürlich nicht lange gut. Eines Tages kam sie bei Oma mit einem VW-Käfer an – ihr eigener! Ab dem Tag ihrer Geburt hatte ich regelmäßig etwas auf einem Sparkonto für sie angespart, bis 3.000,- DM angewachsen waren. Sie besaß zwar nicht das Sparbuch, aber einige alte Auszüge. Sie muss sie einmal bei mir gesucht und gefunden haben. Damit ging sie zur Bank und meldete das Sparbuch als verloren. Nach einer gewissen Zeit wurde ihr der Betrag (da es auf ihren Namen lautete) ausgezahlt. Davon kaufte sie sich einen alten VW-Käfer (ihr Traumauto), eine Jeansjacke und noch einige Kleinigkeiten, der Rest Geld war in einer Woche verschwunden. Sie steckte es immer lose in ihre Hosentaschen, hat mit Sicherheit viel verloren oder auch gestohlen bekommen. Ich habe ein Foto aus dieser Zeit, auf dem sie neben ihrem Auto steht, mit vollkommen zerquältem Gesicht. Stolz sah ich sie häufig mit ihrem VW herumfahren, bis der Tank leer war. Sie hatte die KFZ-Versicherung über meinen Agenten angemeldet, kümmerte sich aber nicht um die hohen Kosten der Erstzulassung, die ich aus Angst umgehend bezahlte.

Von Oma zog sie nun weg zu einer alten Freundin, dann zu einer Bekannten in ein Hochhaus – nirgends blieb sie lange. Alle, die sie von früher kannten, hatten sie gerne gemocht und konnten ihr Verhalten nicht begreifen. In meiner großen Rat- und Hoffnungslosigkeit hatte ich ihren Vater angerufen und ihn gebeten, sich doch einmal mit ihr zu treffen. Ich weiß nicht, was ich erwartet hatte, vielleicht, dass sein Interesse wieder geweckt und alleine die Verbindung zu ihm ihr schon helfen würde. Er traf sich auch mit ihr und berichtete mir dann telefonisch lachend. Er fand ihre Verwirrtheit, die er natürlich bemerkte, äußerst lustig. *»Die ist ja total daneben«* oder so ähnlich, als spräche er von einer Fremden, erstmals hasste ich ihn wirklich.

Sie hatte sich inzwischen hier in Kleinstadt bei der Post als Briefträgerin beworben und wurde, wie stets, eingestellt. Sechs Tage wurde sie eingewiesen und trug die Briefe in Begleitung aus, am siebenten Tag, nun alleine, richtete sie ein Chaos an, Einzelheiten kenne ich nicht, sie warf aber offenbar Einschreibebriefe einfach ein – wieder eine Entlassung.

Die vielen traurigen täglichen Einzelheiten habe ich in Notizen festgehalten, die ich schon verpackt habe und nicht mehr zu Rate ziehen möchte, es würde zu weit führen. Mittlerweile war es 1988 geworden und wenn ich Julia sah, bat ich sie immer – erfolglos –, einen Arzt aufzusuchen. Sie war des Herumziehens müde geworden und wollte wieder zu mir ziehen. Jetzt hatte ich die gewünschte Handhabe. Ich sagte: *»Gerne, wenn du vorher zu einem Arzt gehst.«* Und sie war einverstanden – endlich. Wir suchten eine Ärztin in einer Gemeinschaftspraxis für Neurologie und Psychiatrie auf, die Julia eine Überweisung für einen spezialisierten Röntgenarzt in Großstadt zur Untersuchung des Kopfes gab. Tatsächlich wurde eine 3 cm große Arachnoidalzyste in ihrer rechten Stirnhälfte festgestellt! Ich war gleichzeitig entsetzt und hoffnungsfroh, zumindest lieferte uns das doch einen Grund für ihr Verhalten. Ich nahm mir frei und fuhr mit Julia zu einem Professor, Fachmann auf diesem Gebiet, nach Oberstadt. Er war der Auffassung, dass diese Zyste Julias Verhalten nicht beeinträchtigen könne, sie müsse auch nicht entfernt werden, man solle nur das Wachstum regelmäßig kontrollieren. Die Neurologin gab uns eine Bescheinigung, aus der Folgendes hervorging: *»Julia R. ... leidet an einer schweren psychotischen Erkrankung, die ihr jegliche Arbeitsfähigkeit, auch den Besuch von weiterbildenden Schulen oder eines Studiums, nicht möglich macht. Es besteht eine Erwerbsunfähigkeit von 100 %.«* Wir waren wie vor den Kopf geschlagen, einfach unfassbar! Ich weiß gar nicht, ob uns damals die ganze schreckliche Wahrheit bewusst wurde; ich konnte die Zyste nicht vergessen. Ein Cousin von mir hatte eine ähnliche Zyste. Er bekam häufig Wutanfälle und rannte von zu Hause weg. Nach der Operation, zu der man ihm lange zureden musste, traten diese Anfälle nicht mehr auf. Er war aber bereits kurz vor dem Rentenalter und konnte dann auch nicht mehr arbeiten.

Ordnungsgemäß hatte ich Julia umgemeldet, sie wohnte also wieder bei mir, fuhr zu meinem Schrecken noch immer ihren VW-Käfer. Hin und wieder war sie vollkommen orientierungslos, wusste nicht, wo sie war und wie sie nach Hause kam. Ich hatte keinen Einfluss darauf, wo sie abends hinging, ich sah sie selten. Wenn ich von der Arbeit kam, war sie häufig gar nicht da. Es war, als verkroch sie sich, damit ich ihr Verhalten nicht mitbekam. Es trudelten zahlreiche Strafzettel ein – Julia hatte u.a. ihr Auto einfach da geparkt, wo sie aussteigen wollte, um Halteverbote usw. kümmerte sie sich nicht –, die ich bezahlte, damit nichts mit ihrem geliebten Führerschein passierte. Ich war heilfroh, als ein Freund von Julia sie schließlich dazu überreden konnte, den VW abzumelden.

Sie war halbe Nächte verschwunden und in meiner Angst und Not suchte ich sie. Fand sie einmal in der Nähe in einem Spielsalon an der Bar, umringt von nicht besonders einladenden Typen. Sie war ja sehr hübsch und ich weiß nicht, welche Schlüsse aus ihrem verwirrten Verhalten gezogen wurden. Ich ging zu ihr und bat: *»Komm mit nach Hause, es ist schon spät.«* Aber sie reagierte überaus heftig und kam nicht mit. Weinend lief ich mitten in der Nacht auf dem Parkplatz herum und schrieb mir sämtliche Kennzeichen der geparkten Wagen auf.

Zu Hause wurde die Situation immer schlimmer. Einmal – als Julia in ihrem Zimmer war und ich geschlafen hatte – wurde ich von ihrer Stimme am Telefon geweckt. Sie hatte die Polizei angerufen, weil sie sich von Stimmen aus der Wand bedroht fühlte. Zwei junge Polizisten rückten nachts um zwei Uhr an, ich öffnete im Bademantel und war so erledigt, dass ich ganz außer mir war. Ich fühlte mich erniedrigt und asozial, denn so behandelten mich auch die Beamten. Julia war in diesem Moment so klar im Kopf, ruhig und gewandt in der Sprache, dass die Beamten beinahe mich mitgenommen hätten. Sie ermahnten uns (dachten wohl, so ein primitiver Mutter-Tochter-Streit) und zogen wieder ab.

Sie kam spät nachts nach Hause, Licht an (das durch die Glasscheibe meiner Schlafzimmertür fiel), Kühlschranktür geknallt, Toilettentür geknallt – ich konnte keine Nacht mehr durchschlafen und um 6.00 Uhr ging der Wecker. Dies ist sicher für viele Eltern heranwachsender Jugendlicher nichts Besonderes, aber bei Julia war es anders, weil ich wegen ihrer unvorhersehbaren Reaktionen nicht mit ihr darüber sprechen konnte. Saßen wir einmal im Wohnzimmer zusammen vor dem Fernseher, sagte sie: *»Was schnüffelst du so komisch?«* oder *»Was riechst du so komisch!«* (das gehört zur Krankheit, die Betroffenen haben nicht nur Halluzinationen, sondern sehen auch andere Farben oder nehmen Düfte anders – übelriechend – wahr). Ich traute mich in meiner eigenen Wohnung nicht mehr zu atmen, sie hingegen rauchte Kette, ich bekomme furchtbaren Husten, wenn ich Qualm einatme. Wir hatten einen anderen Schlaf- und Wachrhythmus und in einer engen Wohnung ist das sehr schwierig, zumal ich morgens fit und ausgeruht sein musste. Ich litt still, sagte nichts.

Eines Tages kam ich nach Hause und sie war zu Michael gezogen, mit dem sie dann mit Unterbrechungen ca. vier Jahre zusammen war. Sie hatten sich auf einer Party kennengelernt, später erzählte er mir, dass er sich sofort in Julia verliebt habe. Er hatte sich ohne Erfolg in verschiedenen Berufen versucht, jobbte als Taxifahrer und studierte später Biologie. Damit war aber nun das Problem nicht gelöst. Ich weiß nicht mehr, wie es uns gelungen ist, sie dann doch noch zu einem Besuch in den Universitätskliniken in Großstadt, Abteilung für Klinische Psychiatrie, zu bewegen. Ich glaube, sie dachte, es ginge um ein Gutachten wegen Unterhalt, denn ihr Vater hatte seine Zahlungen eingestellt. Ich fuhr sie hin, sie erzählte den Ärzten, die sie gleich stationär aufnahmen, sehr viel Verwirrtes, blieb zweieinhalb Tage und lief dann ohne offizielle Entlassung weg.

Ich konnte sie nicht mehr sich selbst überlassen. In einem Gespräch, das ich mit den Ärzten suchte, wurde ich darauf hingewiesen, dass Julia ganz dringend der Behandlung bedürfe, da sich sonst ihr Zustand ständig weiter verschlechtern würde. Sie hatte zwar auch mal Haschisch geraucht, wie alle in ihrem Bekanntenkreis, aber das war leider nicht die Ursache, sondern eher eine Folge ihrer Erkrankung. Alle Kranken sind beinahe auch Kettenraucher. Das beruhigt offenbar ihre ständig aufgeputschten Nerven. Diese Erkrankung bewirkt, dass an den Synapsen im Hirn zu viel Dopamin oder andere Botenstoffe ausgeschüttet werden, was teilweise wie ein »Gewitter« wirkt. Abgesehen von Stimmen, hören viele Kranke auch sämtliche Geräusche der Umgebung (auch den Verkehr auf der Straße, den wir nur entfernt wahrnehmen) gleichzeitig und in voller Lautstärke, wodurch auch die Sehnsucht nach Ruhe, nur im Bett liegen oder Musik hören entsteht.

Mittlerweile hatte ich erfahren, dass ich Julia durch Gerichtsbeschluss zur Behandlung zwingen könne. Das Gericht hatte in Großstadt ein Gutachten angefordert, um zu klären, *»ob eine Unterbringung der Betroffenen im Rahmen einer Gebrechlichkeitspflegschaft in einem Psychiatrischen Krankenhaus zum Zwecke der Behandlung erforderlich ist«*. Aus diesem Gutachten ging hervor, dass Julia an einer *»schizophrenen Psychose in der Art einer Hebephrenie leidet. (...) Die ... geschilderten psychopathologischen Störungen* *erreichen das Ausmaß einer Geistesschwäche im Sinne des § ... BGB und bedingen Geschäftsunfähigkeit im Sinne des § ... BGB. Aufgrund der vorliegenden krankhaften Störungen der Geistestätigkeit, die mit mangelnder sozialer Anpassung und fehlendem Realitätsbezug einhergehen, ist Frau R. nicht mehr in der Lage, vernünftige Erwägungen und Einschätzungen hinsichtlich anstehender Zukunfts- und Geschäftsentscheidungen zu stellen, sich an objektiven Gegebenheiten zu orientieren und abwägende Entscheidungen zu treffen. (...) Des Weiteren ist Frau R. nicht imstande, einer regelmäßigen Beschäftigung nachzugehen, soziale Kontakte und partnerschaftliche Beziehungen aufrechtzuerhalten und sich selbst angemessen zu versorgen. (...) Wegen fehlender Krankheitseinsicht hat Frau R. bisher ärztliche Behandlungsmaßnahmen abgelehnt.«*

Ich war wie vor den Kopf geschlagen, mein Innerstes weigerte sich, das zu akzeptieren. Die Ärzte mussten sich irren, es musste an der Zyste oder irgendetwas anderem liegen, äußerten sich nicht auch schwere Depressionen ähnlich? Wie wollten sie das nach so kurzer Zeit denn so genau wissen? In meinem Brockhaus aus den 50er Jahren schlug ich nach: *»Hebephrenie, meist in der Jugend beginnende Form der Schizophrenie (s.u. Schizophrenie).«* Unter dem Begriff Schizophrenie im Brockhaus: *»Hebephrenie (Jugendirresein), eine im jugendl. Alter beginnende, sehr bösartige Verlaufsform, bei der es ziemlich rasch zu einer läppischen Verblödung kommt. Meist ist dauernde Anstaltspflege notwendig.«* Das konnte einfach nicht stimmen, das Buch ist nicht mehr aktuell. Ich musste endlich aufwachen, das konnte doch alles nur ein böser Traum sein!

In vielen Angehörigentreffs – von denen ich erst 1992 nach Julias zweiter Einweisung erfuhr und die ich seitdem viele Jahre besuchte, zu denen meistens nur die Mütter kranker Kinder erschienen, ganz selten einmal ein Vater – hörte ich, dass man zwar inzwischen zum Glück von der These abgekommen sei, *»die Mütter seien an allem schuld, wie auch bei den Homosexuellen«*. Trotzdem wurde man häufig noch von Leuten ohne Erfahrung auf diesem Gebiet als Schuldige behandelt, auch von sog. Betreuern, die diese Aufgabe angenommen hatten, ohne selbst viel über die Krankheit zu wissen. Man hörte aber auch, die Krankheit könne entweder durch eine zu liebevolle Erziehung oder durch eine zu harte Erziehung ausgelöst werden; kurz gesagt, was immer man getan hatte, es war falsch gewesen. Es bestand und besteht noch immer viel Rätselraten und Unklarheit. Der schlimme Verlauf der Schizophrenie in den Jugendjahren wurde damit erklärt, dass der Jugendliche – besonders, wenn er nicht mehr dazu gekommen war, einen Beruf zu erlernen – sich noch kein soziales Umfeld geschaffen habe, das ihn auffangen könne. Der Krankheit läge eine erbliche Vorbelastung zugrunde (also doch in den Genen? – Wenn man betroffen ist, hofft man sogar hier auf die Forschung), die meistens durch schlimme Schicksalsschläge zum Ausbruch käme. Also bei Jugendlichen, wenn sie versuchen, sich von zu Hause abzunabeln. Im späteren Alter z.B. bei Scheidungen oder bei Frauen auch in den Wechseljahren. Wenn aber diese älteren Kranken Geborgenheit in einer schon vorhandenen Familie fänden, könne die Krankheit besser verlaufen. Die gesellschaftliche Vereinsamung ohne Beruf ist eine der schlimmsten Folgen, die wieder in die Krankheit führt. In der Angehörigengruppe hörte ich von vielen begabten jungen Menschen, die krank geworden waren, weil ein Freund starb, sich eine Freundin getrennt hatte oder ähnliche traurige Ereignisse. Gesunde Menschen verkraften solche Schicksalsschläge, ein übersensibler Mensch nicht.

In seltenen Momenten, in denen ich mit Julia über ihre Krankheit sprechen konnte, meistens im Anschluss an Klinikeinweisungen (es gab derer drei von unvorstellbarer Qual) machte sie bemerkenswerte und erschreckende Äußerungen. Ganz zu Anfang sagte sie einmal: *»Wenigstens bin ich nicht faul«*; sie konnte sich wohl nicht erklären, warum sie ständig ihre Arbeit verlor, sie hatte es immer wieder versucht. Mit der Krankheit geht eine ganz große Antriebsschwäche einher, die ein gesunder Mensch nicht nachfühlen kann. Möglicherweise so ein Gefühl, wie wenn man einmal schwer krank ist und versucht aufzustehen, um etwas im Haushalt zu erledigen. Dieses Gefühl haben viele psychisch kranke Menschen immer. Wenn man dann durch die Erkrankung keine Arbeit und keinerlei Pflichten mehr hat (und dementsprechend auch kaum Geld), verbringt man häufig die Tage ganz im Bett, ein schrecklicher Kreislauf.

Viele Bücher habe ich im Laufe der Jahre gelesen. Aus zweien davon werde ich hier immer dann zitieren, wenn mir Parallelen auffielen:

Einmal das Buch von Silvano Arieti (1915-1981): *Schizophrenie – Ursachen, Verlauf, Therapie, Hilfen für Betroffene*. Die Originalausgabe erschien erstmals 1979 in New York und seine Forschungen und Erfahrungen über die Vererbung haben sich bis heute im Wesentlichen unverändert erhalten.
Das zweite Buch hat den Titel *Schizophrenie – Die Krankheit verstehen* und der Verfasser ist Prof. Dr. Asmus Finzen (Jahrgang 1940). In seinem 1993 erstmals erschienenen Buch schreibt Prof. Finzen über

Erleben und Verhalten

Das Erleben, insbesondere aber das Verhalten der Kranken, das für andere oft nicht mehr verständlich und nachvollziehbar wird, bestimmt in der Phase der Erkrankung die Art und Weise, wie sie mit anderen umgehen und wie diese auf sie reagieren. Insbesondere solange die Krankheit als solche nicht erkannt und anerkannt ist, reagieren Mitmenschen mit Unverständnis. Sie sind oft ungehalten. Sie normalisieren. Sie pochen darauf, dass der oder die andere die Regeln des üblichen mitmenschlichen Umgangs einhalten, dass sie ihre Aufgaben und sozialen Rollenverpflichtungen erfüllen. Sie erwarten, dass die Erkrankten sich »normal« verhalten. Sie kommen gar nicht auf die Idee, sie könnten es mit psychisch gestörten Menschen zu tun haben.
Sie erwarten deshalb von ihnen, sie mögen sich verhalten wie andere Menschen auch; und sie sind schlicht sauer, wenn Kranke, die zu Beginn ihres Leidens ja auch nicht wissen, was sich in ihnen abspielt, auf ihre Symptome etwa mit sozialer Lähmung und gefühlsmäßigem Rückzug reagieren und beispielsweise nicht mehr pünktlich und nicht mehr regelmäßig zur Arbeit erscheinen. Sie sind ungehalten, wenn die Kranken im Gespräch mit ihnen zugleich mit ihren Stimmen beschäftigt sind, von denen sie nichts ahnen. Sie verstehen ihre Angst und ihre Schreckhaftigkeit nicht und reagieren schließlich mit Gereiztheit, wenn sie mit ihrem Wunsch nach früher üblicher Nähe und sozialem und emotionalem Umgang mehrfach zurückgewiesen werden, weil auch das Gefühlsleben der Kranken gestört ist, ohne dass die Menschen aus ihrer Umgebung dies wissen.

Es ist nicht schwer, sich vorzustellen, dass aus solchem psychosebedingtem einander Nicht-Verstehen-Können viel Leid erwachsen kann, viel Zorn, Bedrückung, Gefühle von Gereiztheit und Bedrohung, aber auch Aggressivität bis zur Handgreiflichkeit. (Darüber noch mehr in dieser Geschichte.) *Es ist auch nicht schwer zu verstehen, dass die Veränderung der gegenseitigen Wahrnehmung, für die man keine Erklärung hat, bei den Kranken wie bei ihrer Umgebung Ratlosigkeit auslösen muss – und Hilflosigkeit. Wenn die bewährten Formen des Umgangs miteinander nicht tragen, werden Beziehungen aussichtslos. Wenn soziale Normen und Erwartungen nicht mehr eingehalten werden und gewohntes Rollenverhalten nicht mehr gelebt werden kann, trägt das Prinzip von der Normalisierung und Normalität im Umgang miteinander nicht mehr. Es muss zum Bruch kommen, wenn das Verhalten des anderen nicht als krankhaft verändert wahrgenommen – und damit bis zu einem gewissen Grad auch entschuldigt – werden kann.*

Im Alltag gehen langwierige Leidensphasen dem Begreifen voraus, dass eine Krankheit vorliegt: heftige Konflikte zwischen den Kranken und ihren Angehörigen, Abbrüche von Freundschaften, sozialer Rückzug der Betroffenen, Ausschluss aus Vereinigungen und Gruppen, in denen sie lange gelebt haben, Berufs- und Wohnungsverlust (Apotheke, Wohngemeinschaft!), *wenn nicht gar Verwahrlosung. Der amerikanische Medizinsoziologe David Mechanic (1962) hat vor vielen Jahren festgestellt, es dauere bis zu zwanzig Jahre, bis psychotisches Verhalten als Krankheit erkannt werde. Dabei geht es beiden Seiten gleich. Die Kranken spüren, dass sich mit ihnen etwas verändert hat, dass irgendetwas nicht stimmt. Aber sie wissen nicht, was; zumindest können sie es nicht als psychische Krankheit begreifen. Ihre gesunden Mitmenschen merken ebenfalls, dass sich etwas verändert. Aber sie können sich nicht erklären, was. Ein Krankheitsdenken liegt ihnen fern, weil die Unterstellung wechselseitiger »Normalität« eine wesentliche Grundlage gesellschaftlichen Zusammenlebens und Handelns ist. Dem Scheitern der normalpsychologischen Bewältigungsversuche folgt nicht selten die krisenhafte Zuspitzung, der psychische Zusammenbruch, der die Diagnose und die psychiatrische Behandlung erst möglich macht.*

Jetzt ist es also so weit

Eines Abends gegen 22.00 Uhr rief Michael an, ich solle Julia bitte sofort abholen. Er hatte genug! Ich lud ihre wenigen noch übrig gebliebenen Habseligkeiten in fünf Plastiktüten in mein kleines Auto und hielt unterwegs bei einem Türken, um ihr einen Döner zu kaufen, den sie zur Hälfte gierig im Auto verschlang, dann konnte sie nicht mehr weiter essen, sie war total ausgehungert, aber ihr Magen war geschrumpft.

Bei Gericht wurde ich befragt, ob ich bereit sei, die Pflegschaft für Julia zu übernehmen – es gäbe leider wenig ehrenamtliche Personen, die dazu bereit wären. Natürlich würde ich das, sie ist ja mein Kind. Daraufhin wurde ich zu Hause besucht, um festzustellen, ob ich geeignet sei. Der Papierkrieg dauerte schrecklich lange Monate, es war mittlerweile das Jahr 1990 angebrochen. Diese Pflegschaft (heute nennt man es Betreuung) gab mir einige Rechte, u.a. auch, die Einweisung zu beantragen. Ich erhielt einen Termin vom Richter, der bei uns einen Hausbesuch machen wollte. Julia durfte davon nichts wissen, sie wäre sonst geflohen. Meine Mutter war an diesem Tag auch bei uns. Julia schlief noch in ihrem Zimmer, vor dem sich der Balkon mit dem großen Aluminium-Fensterladen befand. Ich entfernte die Kurbel, denn Julia hätte durch das Fenster ihres Zimmers auf den Balkon und von dort (Hochparterre) in die Freiheit gelangen können. Auch die Tür zum Flur hatten wir abgeschlossen. Man muss sich vorstellen, das eigene, viele Jahre gesunde Kind, wie ein Tier einzusperren. Mit hochroten Köpfen vor Aufregung und Herzklopfen im Hals saßen meine Mutter und ich im Wohnzimmer, bis der Richter kam. Er sprach mit Julia alleine und als er aus dem Zimmer kam (sie hatte ihm sofort vertraut und, wie er mir später sagte, hatte ihn sein »Verrat« sehr belastet), schüttelte er traurig den Kopf über so viel Verwirrtheit eines so schönen Mädchens, sie hatte unzusammenhängende Sätze gesprochen mit wahnwitzigen Ideen. Er versicherte uns, er würde sich um alles kümmern und die Einweisung noch am gleichen Tage veranlassen. (Ich war ihm unbeschreiblich dankbar und schrieb ihm viel später einen Brief, dass er sich keine Vorwürfe machen müsse, denn für Julia sei die Einweisung ein Glück gewesen. Jahre später sah ich ihn auf einem Fest der Klinik, er wollte seine Versetzung – immer könne man das nicht ertragen!) Es verging mindestens noch eine aufregende Stunde, in der wir befürchteten, Julia würde doch noch weglaufen, bis ein Rote-Kreuz-Wagen kam. Die zwei Helfer kamen herein und als Julia sie sah, sagte sie nur: *»Jetzt ist es also so weit.«* Es gibt Sätze, die man nie vergisst. Es war in der Umgebung nichts frei gewesen, sie wurde nach Nebenstadt gebracht. Ich durfte im Krankenwagen mitfahren. Ihr Gesicht war rot vor Aufregung und sie plapperte die ganze Zeit.

Zum ersten (und leider nicht letzten) Mal betrat ich eine Psychiatrische Klinik, ein altes Gebäude in Nebenstadt. Wir klingelten an einer schweren Eisentür (ein Regenbogen war darauf gemalt), die mit Schlüssel geöffnet wurde und krachend hinter uns ins Schloss fiel. Ich war noch dabei, während die Ärztin mit Julia sprach. Julia wehrte sich stundenlang gegen die Medikamente, die sie sich nicht verabreichen lassen wollte. Nachdem die Aufnahmeformalitäten erledigt waren, musste ich sehen, wie ich nach Hause kam. Ich war so erledigt und verzweifelt, dass ich nicht mehr zum Bahnhof laufen konnte. Nach zwei Jahren größter Wirren und Schrecken sollte Julia endlich eine Behandlung zuteil werden. Vor Augen noch das Bild, wie ich sie zurücklassen musste, stand ich nur da, mit zitternden Knien, unfähig, eine Richtung einzuschlagen oder eine Entscheidung zu treffen. Endlich riss ich mich zusammen und rief vom Pförtner aus Oma an, um ihr zu sagen, dass Julia angekommen war. Sie riet mir, ein Taxi anzurufen, sie würde es bezahlen, was ich dann tat.

Julia bekam Haldol Depotspritzen und Tavor und Truxal zum Beruhigen. Sie war bereits nach vierzehn Tagen geistig nicht wiederzuerkennen, die Verwirrung war verschwunden, aber körperlich war sie sehr schwach. Ich bekam niemals ein Einzelgespräch mit einem Arzt, wie ich es gewünscht hatte.

Während dieser Zeit und in allen Jahren danach hatte ich das Gefühl, ich sei selbst schizophren geworden, denn morgens erschien ich freundlich lächelnd im Büro, lachte auch fröhlich über die Witze meiner Kollegen und verrichtete meine Arbeit, als sei nichts geschehen. Niemand wusste etwas von Julias schwerem Schicksal. Ich führte zwei Leben, vor allem konnte ich die kleinen Streitigkeiten und lächerlichen Zwistigkeiten vieler Mitmenschen nicht mehr verstehen – irgendwie stehe ich seitdem außerhalb der Gesellschaft, ich lebe in einer anderen Dimension. Was ich auch tue, es gelingt nie, ganz abzuschalten, der Schmerz ist immer da.

Julias Einweisung war zunächst auf drei Monate befristet, das heißt, sie verbrachte ihren 23. Geburstag in der Klinik! Unbeschreiblich traurig. Wir brachten Torte für alle mit, aber das änderte nichts an Julias und auch unserer Niedergeschlagenheit. Wenn ich Julia besuchte, war es wie ein Albtraum. Von überall her kamen die jungen und älteren Frauen auf mich zu (abgesehen davon, dass man von allen nach Zigaretten angebettelt wurde) und drückten und umarmten mich (die Sehnsucht nach Wärme und Berührung war groß, aber ich war selbst so ausgelaugt) und wollten mir ihre Geschichte erzählen. Viele waren sehr fett, sabbernd und unappetitlich, besonders auch, wenn sie älter waren und keine Verwandten mehr hatten, die ihre Kleidung besorgten oder sich um ihre Wäsche kümmerten (neue Ängste, wenn ich daran dachte!). Es gab aber auch junge, hübsche Mädchen und Männer mit tragischen, tief depressiven Gesichtern. Ein großer Teil war schon jahrelang immer wieder hier, die sogenannten Drehtürpatienten. Julia hielt sich dann still im Hintergrund, wie es so ihre Art ist, und ich musste mich regelrecht zu ihr durchkämpfen, mit ihr in den Garten fliehen, um mit ihr etwas alleine sein zu können. Als Oma und ich uns einmal von Julia verabschiedeten, warf sie sich auf den Fußboden und schrie und weinte: *»Ihr könnt mich doch nicht hier lassen.«* Ein Pfleger versuchte, sie zu beruhigen. Es ist ein unvorstellbares Leid. Es ist ein Leben, von dessen Schwere und Tragik die meisten Menschen nicht einmal etwas ahnen – sonst würde es wohl nicht all die verletzenden Witze über »Irre« geben; niemand kann sich vorstellen, wie oft man dadurch schmerzlich an diese schlimme Krankheit erinnert wird.

> *... in diesem Stadium der Behandlung muss der Therapeut das anpacken, was allen anderen außer dem Patienten als Produkte von dessen Phantasie oder Einbildungskraft erscheint. Das bedeutet nun wirklich, das Kernstück der Schizophrenie anzugreifen. Wie überzeugt man einen Patienten, dass die Stimmen, die er hört, keine wirklichen Stimmen sind, sondern dass sie nur*

von ihm gehört werden, in seinem Inneren? Wie überzeugt man ihn, dass die Dinge, die er sieht, nicht wirklich da sind, sondern nur vor seinem inneren Auge ablaufen? Wie überzeugt man ihn, dass ihn die Menschen nicht auslachen oder hinter seinem Rücken über ihn reden oder gegen ihn Komplotte schmieden? Der Patient ist wie ein Träumender. Der Träumende glaubt, dass der Traum wirklich ist, bis er aufwacht oder im Begriff ist aufzuwachen und zu vermuten beginnt, dass das, was er erlebt, nur ein Traum ist. Wie weckt man einen Schizophrenen aus dem Traum auf, in dem er lebt, wenn er wach ist?
Zunächst möchte ich einiges klarstellen. Ich habe etwas gesagt, das in gewisser Hinsicht unzutreffend ist, nämlich, dass der Traum nicht Realität sei. Er ist Realität. Träume sind ein Teil unseres Lebens. Außerdem hat der Traum, wie Freud als Erster wissenschaftlich fundiert nachwies, obwohl er weitgehend irreal ist, eine Basis im Leben des Träumenden oder eine Bedeutung, die sich nur in einer entstellten Weise offenbart, eine Weise, die man als symbolisch, fiktiv und in einem Geheimcode verborgen bezeichnen könnte. Dasselbe ließe sich über schizophrene Symptome sagen. Wir haben bereits erwähnt, dass Carl G. Jung der erste Psychiater war, der erklärte, ein Schizophrener handle im Leben so wie ein Träumender in seinem Traum. (...) Carl G. Jung, der große Schweizer Psychoanalytiker, der sich später von Freud trennte, sagte sehr zutreffend, wenn ein Träumender in seinem wachen Leben so handelte und dächte wie in seinen Träumen, dann wäre er schizophren. (Silvano Arieti)

Beim nächsten Gespräch war Julia geistig zwar schon wieder ganz klar, es war einfach unglaublich, aber die Medikamente verursachten große körperliche Nebenwirkungen, auch Steifheit der Motorik, das heißt, sie hatte roboterhafte Bewegungen. Bei Gesprächen mit den Ärzten, meiner Mutter und mir konnte sie nicht still sitzen, sie lief die ganze Zeit in dem kleinen Raum auf und ab. Sie lag auch einmal apathisch mit Magenschmerzen im Bett und Oma massierte ihr die Füße, was ihr sehr gut tat. Einmal war ihr Oma näher, ein anderes Mal ich – sie konnte uns nicht gleichzeitig lieb haben.

Julia hatte sich äußerlich verändert, etwa zehn Kilo zugenommen. Das Schlimme an den Medikamenten – auch von den Julia heute verordneten – ist unter anderem, dass sie aufschwemmen, aber auch das Sättigungsgefühl aufheben und die Kranken zusätzlich zu ihrem Leid noch hungern müssen, wenn sie schlank bleiben wollen, und es bei aller Anstrengung trotzdem nicht schaffen.

Der Richter hatte zwar gesagt, dass eine Verlängerung von Julias Aufenthalt über die drei Monate hinaus möglich sei, aber der Stationsarzt meinte schon, dass man sie entlassen könne. Ich hatte furchtbare Angst, dass sie – bei Michael oder auch bei mir – in ihr altes Leben ohne Freuden und Pflichten zurückfallen würde, aber man sagte mir, ich solle mich entspannen, man würde sich um alles kümmern. Man hatte einen Termin mit der Tagesklinik in Mittelstadt arrangiert, die Julia evtl. nach ihrer Entlassung besuchen sollte, um etwas Struktur in ihr Leben zu bringen. Sie hätte dann morgens früh aufstehen und dorthin gehen müssen, ich hatte meine Zweifel, dass sie dies tun würde, trotzdem war ich dafür. Man brachte Julia hin, aber sie wurde abgelehnt, weil sie nicht motiviert sei. In Nebenstadt versicherte man mir, sie könne auch in einer Wohngemeinschaft leben und noch einen Beruf erlernen, man würde sich auch darum kümmern. Julia war aber an allem nicht interessiert, sie wollte zu Michael oder zu mir. Sie war zwar geistig wacher, aber sie hatte über längere Zeit keine Konzentration und keine realistischen Lebensvorstellungen. Man sagte ihr, bevor sie sich nicht ganz klar wäre, bei wem sie wohnen wolle, könne man sie nicht entlassen.

Julias Entlassungstermin rückte näher, sie hielt es überhaupt nicht mehr in der Klinik in Nebenstadt aus. Es war ein Familiengespräch geplant und sie sollte auch ihre Depotspritze bekommen. Sie wehrte sich innerlich noch immer dagegen und mir war bald klar, dass sie sie zu Hause verweigern würde.

Anfang Mai 1990 wurde Julia – ohne weitere Maßnahmen – zu mir nach Hause entlassen. Wir sollten noch weiterhin einmal monatlich zu Familiengesprächen kommen, die wir selbst bezahlen müssten. Natürlich würden wir das tun, wie alles, was in unserer bescheidenen Macht stand.

Eines Abends kam ich mit furchtbarer Unruhe nach Hause. Julia war nicht da. Ich rief bei Michael an – er sprach sehr leise und machte merkwürdige Ausflüchte. Ich fuhr hin. Julia lag im Bett, sie hatte sich übergeben. Sie hatte eine Flasche Rotwein gekauft, eine halbe Flasche getrunken und Schmerztabletten geschluckt. Als ihr übel wurde, hatte sie Michael angerufen. Sie war nicht bereit, wohl auch nicht in der Lage, mitzukommen, traurig und beunruhigt fuhr ich alleine nach Hause. Es war mir nicht klar, ob es ein Unfall war oder mehr. Ich kann nicht mehr sagen, wie oft ich in diesen vielen Jahren abends oder nachts auf die Suche nach Julia gegangen bin, es war, als sei unsere Nabelschnur nie durchtrennt worden, und ich spürte, wenn sie mich brauchte.

Jedenfalls hatten wir noch Familiengespräche in der Klinik. Der nächste Termin war der 18. Mai und Julia klagte über Kopfschmerzen. Sie schrie: *»Ich kann und ich will nicht mehr!«*, worauf die Ärzte meinten: *»Dann können wir Sie nicht nach Hause gehen lassen!«* Sie blieb erneut, ziemlich widerspruchslos, in der Klinik. Wieder fuhr ich drei Monate abends nach der Arbeit müde bei Oma vorbei, holte sie ab und fuhr weiter, 80 km nach Nebenstadt auf der Autobahn hinter vielen Lastern, tauchte erneut ein in diese andere Welt der Verzweifelten, Einsamen, Hoffnungslosen.

Nach ihrer Entlassung Ende Juli 1990 zog Julia gleich zu Michael. Er hatte bei sich für sie ein Zimmer in ihrer damaligen Lieblingsfarbe (fliederfarben) angestrichen. Er schlief in seinem Wohnzimmer, es gab noch eine Küche und ein altes Bad. Julia war wieder voller Energie und wollte arbeiten. Ab Oktober bis Weihnachten arbeitete sie dann nachmittags aushilfsweise in einem Kaufhaus in Mittelstadt. Ihr junger Kollege half ihr etwas, wenn sie an der Kasse Schwierigkeiten hatte, manchmal holte Michael sie ab oder hatte etwas gekocht, wenn sie nach Hause kam. So hielt sie die drei Monate mit einer Unterbrechung von wenigen Tagen durch, dachte aber, es ginge jetzt immer so weiter und verweigerte ihr Medikament, dessen Wirkung zwar noch einige Zeit anhielt, aber nicht sehr lange. Sie lebte nach ihrem Aushilfsjob weiterhin bei Michael in den Tag hinein. Er fuhr immer einige Stunden Taxi und hörte auf, wenn er wieder ein paar Mark verdient hatte. Fuhr auch, beneidet von Julia, zur Uni und in seinen Biologie-Unterricht, nahm allerdings Julia zu ihrer Freude ein paar Mal mit.

Julia hatte so viel Sehnsucht nach Normalität, Sonne, Musik, Fröhlichkeit, und für alles dies stand für sie Italien, Vespa usw. Kurzentschlossen buchte ich in der Nachsaison vom 13. – 20. September 1990 noch eine Reise nach Diano Marina an der »Riviera dei Fiori«; wir fuhren im Liegewagen. Es waren zwar noch Temperaturen bis zu 28 Grad, aber sämtliche Diskotheken oder nur einfache Tanzlokale waren bereits geschlossen. Ein einziges Mal fuhren wir in ein anderes Städtchen in eine Diskothek, die noch geöffnet war. Dieser Abend war für mich qualvoll, denn es machten sich natürlich die üblichen Gigolos an Julia heran. In ihrer Freude, begehrt zu sein, und ihrer Naivität, jeden vertrauensvoll als guten Freund zu betrachten, gelang es ihr nicht gut, abzuwägen und auf Grenzen zu bestehen, sodass ich leider die Aufpasserin und sicher auch Spielverderberin war. Ich war sehr froh, wieder wohlbehalten mit ihr in unserer Pension anzukommen. Für mich war es keine besonders gute Erholung.

Wir unternahmen zahlreiche Ausflüge mit dem Bus, in der Pension saßen wir mit alten Leuten am Tisch, die über Julias Benehmen entzückt waren (in dieser Beziehung war sie wie früher) und sehr viele Fragen stellten. Ich glaube, wir sagten der Einfachheit halber, sie studiere noch, aber die Lüge tat weh. Man muss sich vorstellen, wie Julia sich bei diesen Lügen fühlt, sie, die nie gelogen hat und noch heute nicht lügen kann. Jede andere Krankheit kann man eingestehen. Man kann sagen: *»Ich habe keine Arbeit, ich bin schwer herzkrank, habe Leukämie ...«*, was weiß ich, aber sag einmal zu Leuten: *»Ich bin schizophren«* und stelle dir ihr Entsetzen vor und natürlich – wenn sie sich nicht gleich abwenden – die weiteren Fragen, die man ja (schon gar nicht im Urlaub, wo man allem einmal entfliehen will) nicht beantworten will.

Julia ging nun mit mehr Energie als früher zu der Wohnungsgesellschaft, von der auch Michael seine Wohnung gemietet hatte, sagte der zuständigen älteren Dame, dass sie bei ihm Untermiete zahle, und erhielt ziemlich schnell ein eigenes kleines Einzimmer-Apartment mit Küche, kleinem Flur und Bad mit Sitzbadewanne im vierten Stock – aber leider Ofenheizung!

21. August 1998

Im Anschluss an das Fest in der Klinik, in dem Julia eine Theaterrolle spielte, hatten einige Angehörige verabredet, sich wieder einmal in einem Gartenlokal zu treffen. Wir waren nur acht Leute, sechs Frauen und zwei Ehemänner. Unser Angehörigentreff war zuvor eingeschlafen. Wir hatten über mindestens sechs Jahre immer wieder dieselben Themen und das gleiche Elend besprochen, unterbrochen von Geschichten mehr oder weniger schwerer Zeiten mit unseren Kindern. Es waren dann viele »Alte« weggeblieben und »Neue« hinzugekommen, denen wir zu Beginn noch mit Rat und Erklärungen zur Seite standen, aber man hält es einfach nicht immer aus. Es gibt allerdings noch jedes Jahr viele Termine mit Vorträgen von Ärzten zum Thema, die wir hin und wieder besuchen, um eventuell Neues zu erfahren. Gestern kamen wir aber überein, uns doch gelegentlich wieder zu treffen. So saßen wir an diesem Abend beim Essen und erzählten uns neue und alte Geschichten und sahen aus, wie alle anderen im voll besetzten Garten auch – welche Geschichten hätten andere wohl zu erzählen? Beim Abschied küsste jeder jeden auf die Wange – verbunden im gemeinsamen Leid.

22. August 1998
Frühstück, Abendessen – wie immer samstags – vor Louis' Haustür gestellt. Am Freitag fährt die Betreuungsgruppe aus der Klinik mit einigen Patienten sieben Tage nach Holland. Julia wollte mit, dann doch nicht, dann wieder – Louis ist nicht entzückt. Habe ihr gesagt, dass es in Holland auch sehr schön sein kann (war noch nie da), dass sie eventuell sogar schwimmen könnte, je nachdem, wohin sie fahren; sie solle den Badeanzug mitnehmen. Ich möchte so gerne, dass sie jede Gelegenheit ergreift rauszukommen. Andererseits verstehe ich sie auch, sie möchte lieber etwas mit »gesunden« Menschen als mit »Patienten« unternehmen, kennt aber keine gesunden jungen Leute mehr.
Ach ja, heute lag ein Strafzettel im Briefkasten. Auf der Rückfahrt vom letzten Besuch mit Julia bei dir fuhr ich offenbar an einer Stelle 72 statt der erlaubten 50 km/h. Geblitzt, 136,- DM und einen Strafpunkt – meinen ersten – in Flensburg ... Wenn wir nach Hause fahren, will Julia immer schnell zu Louis und die Stimmung in unserem Auto ist sehr gedrückt, manchmal erzähle ich ein paar Witze, manchmal kann ich es auch selbst nicht. Letztes Mal sagte ich: *»Wenn wir bei Fabian waren, bin ich immer ganz furchtbar müde«*, und deine kluge Mama sagte: *»Das sind*

die Nerven!« Es ist so schwer, dich zurückzulassen – und dann passiert so etwas.

Julia hatte also jetzt nach vielem Herumziehen ihre erste eigene Wohnung, der Mietvertrag wurde am 1. Mai 1991 unterzeichnet. Julia sagte: *»Wenn ich schon kein Auto mehr habe, habe ich jetzt doch wenigstens eine eigene Wohnung.«* Irgendetwas Eigenes wollte sie unbedingt. Im Familiengespräch in Nebenstadt wurde ihre Initiative sehr gelobt. Die Wohnung war sehr nett, mit Heizung wäre sie ideal gewesen. Julias Blick ging zur Straße auf eine große, schöne Kirche. Man strebt und strebt im Leben nach Dingen, und wenn man sie hat, bemerkt man, dass die Träume schöner waren. Ich glaube, so ging es auch Julia, sie war sehr einsam in ihrer kleinen Wohnung, ohne Freund, ohne Freundin oder einen nahen Menschen.

Im Jahr 1991 hatte ich dann einen Bandscheibenvorfall. Ich war sechs Wochen krankgeschrieben und lag zu Hause auf einem Heizkissen, wobei mir schon lange nicht mehr klar war, ob es mir Linderung verschaffte oder nicht. Im Sessel konnte ich nur in einer ganz bestimmten Haltung sitzen. Bewegte ich mich versehentlich leicht, um zur Kaffeetasse zu greifen, schrie ich vor Schmerz laut in meiner Wohnung auf. Ich war bei vielen Orthopäden, wurde gespritzt, gestreckt und gerenkt. Ich wusste vor Schmerzen nicht ein noch aus. Mein Arbeitgeber wollte wissen, wann man wieder mit mir rechnen könne. Bekannte und vor allem später Psychologen sagten: *»Ja, ja die Last auf dem Rücken ist zu groß.«* Die Last war sicherlich zu groß, aber es wäre falsch, nun alles darauf zu schieben. Schließlich arbeitete ich täglich hart seit über dreißig Jahren und schon im Alter von etwa 25 Jahren hatte mir ein Orthopäde empfohlen, diese Tätigkeit aufzugeben, was ich mir allerdings nie leisten konnte.

Eines Tages kam meine Nachbarin mit einem Geheimtipp. Sie fuhr mich zu einem Chiropraktiker. Insgesamt war ich zehn Minuten bei ihm. Ich hatte fünf Wirbel ausgerenkt, die er mir sanft einrenkte, schob mir allerdings beide Beine mit heftigem Ruck in den Körper und bearbeitete auch schmerzhaft mein Lymphsystem in Achsel und Oberschenkel. Danach sprang ich fröhlich auf, wie eine

18-Jährige und eilte die Treppe hinunter zu meiner unten wartenden fassungslosen Nachbarin. Diesen Wunderheiler suchte ich in den nächsten Jahren noch häufiger auf, leider wurde er selbst schwer krank und konnte sich nicht helfen, er lebt nicht mehr.

Die Monate gingen ins Land, wenn ich Julia sah, bemerkte ich, dass es ihr schlechter ging. Ich brachte ihr nach wie vor Obst, Kaffee, Zucker, Öl – einfach alles, was man so braucht, denn sie kaufte es sich nicht. Manchmal wurde ich sehr ungnädig empfangen, manchmal sehr freudig, es war nicht vorhersehbar. Ihr Unterhalt von mir war ständig verbraucht und frisches Obst oder ein gekochtes Essen gab es kaum bei ihr. Ich fand die von mir gekauften Nuss- und Thunfischdosen geöffnet und halb geleert, davon und von Schokolade und Zigaretten ernährte sie sich. Ich hatte ihr zwei Ordner mit Alphabet für wichtige Behördensachen, Anmeldungen usw. mitgebracht, aber sie heftete nichts ab. Mal schenkte ich ihr und Michael Karten für ein Konzert, mehr konnte ich auch nicht tun. Dann schrieb ich kleine Gutscheine über verschiedene Beträge, ging in Lokale in ihrer Umgebung, bezahlte das Geld und ließ sie abstempeln, damit sie davon wenigstens essen gehen konnte. Ich spielte die überbesorgte Mutter und erwähnte nichts von Julias Krankheit, den Gastwirten gefiel die Idee (besonders den Italienern mit ihren Mamas) und Julia zunächst auch. Später schrie sie wieder, sie wolle lieber das Geld.

Mittlerweile begann auch im Haus der Ärger. Julia hielt sich nicht an die Hausordnung, putzte nicht die Treppe, rückte nachts Möbel hin und her. Sie kaufte ständig Kerzen. Sogar wenn sie in ihrer Sitzbadewanne saß, brannten Kerzen. Es gab in der ganzen Wohnung kaum einen Platz, auf dem Teppichboden, dem antiken Schränkchen von Oma, dem Küchentisch usw., auf dem nicht Wachsreste klebten. Eine Nachbarin, die zunächst freundlich zu ihr gewesen war, sah in Julia nur eine faule Schlampe und sammelte Unterschriften, dass Julia ausziehen solle. Einmal rief Julia abends in Panik an, ihr Wasser gehe nicht mehr und ihre Wohnung sei vollkommen dunkel. Der Sicherungskasten war im Treppenhaus. Ich wusste bald selbst nicht mehr, was ich glauben konnte und was nicht. Trotzdem glaubten wir ihr und Peter fuhr hin, die Wasserhaupthähne waren zugedreht ...

Die Krankheit ist von großer Schlaflosigkeit gezeichnet. Bis mittags liegen die Menschen im Bett, nachts können sie nicht schlafen. Jedes Mal, wenn ich Julia besuchte, standen ihre zum Teil schweren Möbel anders. Sie versuchte sich durch Umstellen der Möbel ein gemütliches Heim zu schaffen, was ihr nicht gelang. Ich hatte oft Todesangst, weil ich wusste und von Nachbarn hörte, dass Julia spät nachts aus dem Haus ging. Sie hatte zwei oder drei Stammlokale, wo sie an der Theke hing (allerdings kaum Alkohol trank) und sich nach Menschen und Gesellschaft sehnte, aber sehr verwirrt war. Man nannte sie bereits *»die Irre von Mittelstadt«* (besonders nach deiner Geburt). Wenn sie große Angst hatte oder vielleicht auch Stimmen hörte, rief Julia immer die Polizei. Sie betrachtete sie als ihre Beschützer. Wenn die Polizisten dann kamen, öffnete sie allerdings ihre Tür nicht. Auch die Nachbarin rief die Polizei, weil bei Julia sehr laut die Musik (auch nachts, wenn sie nicht schlafen konnte) dröhnte. Sie unterschied sowieso nicht mehr zwischen Tag und Nacht. Ich machte dann wieder meine Rundgänge, auch bei der Vermieterin. Ich nahm Julias Jungmädchenfotos mit und zeigte sie und versuchte zu erklären, dass Julia nichts dafür könne, sie sei psychisch krank geworden. Das verbesserte vorübergehend ihre Lage.

Wenn ich sie jetzt einmal kurz sah, sagte ich: *»Julia, bitte nimm doch wieder dein Medikament.«* Die Haldolspritze hatte sie nach dem Klinikaufenthalt abgelehnt, aber man hatte ihr in Mittelstadt Tabletten verschrieben, die sie nicht einnahm. Als ich es beim Verlassen ihrer Wohnung wieder einmal sagte, versetzte sie mir einen Schlag ins Gesicht und in den Rücken, sodass ich die Treppe hinuntertaumelte und mich gerade noch am Geländer festhalten konnte. Wenn ich sagte: *»Nimm bitte dein Medikament«*, war es für sie so, als hätte ich gesagt: *»Du bist ja verrückt«*, sie empfand es als persönliche Beleidigung und es weckte tiefen Hass in ihr, sie wollte einfach nicht so krank sein. Ich war so gedemütigt und verzweifelt, ich weinte laut. Ein älteres Ehepaar im darunter gelegenen Stockwerk kam gerade nach Hause, war sehr erschrocken und bat mich in ihre Wohnung, bis ich mich beruhigt hatte. Sogleich begann ich aber wieder, Julia zu verteidigen, sie sei krank und könne nichts dafür. Auch Julia tat ihnen leid, denn sie war so liebenswert und grüßte auch meistens freundlich, wenn sie auch hin und wieder zerstreut wirkte und ihre Nachbarn übersah.

Im Jahre 1991, als ich sah, dass Julias neue Klinikeinweisung unausweichlich auf uns zukommen würde, hatte ich das Gefühl, dass ich stückchenweise zerbrach. Im Grunde wollte ich tot sein und es nicht noch einmal miterleben.

»Bitte seien Sie nett zu ihr!«

Ich begann wieder (ich war ja Julias amtliche Betreuerin) meine Wege zu Behörden, Gesundheitsamt usw., denn abgesehen von ihrer totalen Verwirrtheit bestand eine große Selbstgefährdung durch ihr nächtliches orientierungsloses Herumirren, die Brandgefahr durch die Kerzen in ihrer Wohnung, Verhungern u.v.m. Ein Sozialarbeiter bei der zuständigen Stelle sicherte mir zu, dass Julia abgeholt würde und ich keine Angst haben müsse, es würde alles so geplant, dass nichts geschehen könne. Ich sagte ihm, dass Julia niemals freiwillig mitkommen oder gar ihre Tür öffnen würde, und bat ihn dringend, sie nicht mit Klingeln usw. aufzuregen; ich hatte Angst, sie könne aus dem Fenster im vierten Stock springen. Er solle unbedingt auf meine Kosten einen Schlüsseldienst bestellen, damit es wenigstens schnell ginge. Er versprach mir, es würde alles gut gehen, ich solle es mir nicht antun und zusehen. Ich tat es mir aber an, da ich die Einweisung veranlasst hatte, war es das Mindeste, was ich tun konnte – in ihrer Nähe zu sein, allerdings ohne dass sie mich bemerkte. Es war der 26. Mai 1992. Ich hatte meinen Wagen im Innenhof hinter einem Baum geparkt und saß darin. Zunächst sah ich den Sozialarbeiter mit einem Block herumirren und die Hausnummer suchen, er war schnell wieder verschwunden und lange Zeit geschah nichts. Dann fuhr ein Rote-Kreuz-Auto vor, zwei junge Helfer näherten sich dem Haus und standen ratlos davor, ich verließ mein Auto, schlich näher, hörte sie lachen und Witze machen. Ich trat auf sie zu und sagte: *»Sie holen meine kranke Tochter ab, bitte seien Sie nett zu ihr.«* Sie waren ertappt, etwas ratlos und offenbar sehr ungeschult. Dann kam der Sozialarbeiter zurück und gemeinsam gingen sie nach oben; kurz darauf kamen sie ohne Julia zurück. Nun standen sie zu dritt ratlos vor dem Haus – in dem sich inzwischen die meisten Fenster geöffnet hatten und die Nachbarn neugierig das Geschehen verfolgten. Endlich trafen auch zwei

Polizisten ein, keine Spur von einem Schlüsseldienst. Jetzt gingen sie zu fünft nach oben; es waren schon Stunden vergangen, in denen ich angstvoll im Auto saß. Was hatte sich zuvor oben abgespielt, war Julia schon verängstigt in eine Ecke gekrochen? Was spielte sich jetzt gerade ab? Nichts geschah, dann kam ein einzelner Mann eilig mit Köfferchen. Der Schlüsseldienst! Endlich, nach über drei Stunden! Wohl von den Polizisten per Funk herbeigerufen. Ich war kurz vorm Schlaganfall. Nach einiger Zeit kamen die beiden Polizisten, der Mann vom Schlüsseldienst, der Sozialarbeiter und die beiden Rote-Kreuz-Helfer nach unten, Julia im schwarzen Kleid in der Mitte, abgeführt wie ein Opferlamm. Insgesamt hatte die Aktion vier Stunden gedauert. Aus sämtlichen Fenstern hingen Nachbarn und riefen sich über die Häuser hinweg zu. Ich schrie: *»Da können Sie gucken, was, niemand kann sich vorstellen, wie schrecklich es ist, so krank zu sein!«* Julia war mein Kind, ich liebte sie und sie gehörte zu mir, was Nachbarn sagten, war mir schon lange gleichgültig geworden. Ich erhielt aber dann viele positive Reaktionen. Eine ältere Nachbarin sagte mir einmal, als sie mich sah: *»Warum haben Sie uns das denn nicht schon einmal früher gesagt?«* Aber war ich denn berechtigt, überall im Haus, in dem meine Tochter wohnte, ihre Krankheit herumzuerzählen? Das hätte Julia nicht gewollt. Sie ist durch ihre Krankheit furchtbar misstrauisch – besonders gegen mich – und das tut besonders weh.

Trotz dieses furchtbaren Tages war ich wieder erleichtert, dass Julia einer Behandlung zugeführt wurde, vielleicht würde sie dieses Mal einsehen, dass sie sich das alles ersparen konnte, wenn sie die Verantwortung für sich selbst übernahm und regelmäßig ein Medikament einnahm.

Jetzt musste ich mich wieder um praktische Dinge kümmern. Als Erstes packte ich eine Tasche und brachte sie zu Julia in die Klinik. Ich besuchte die Vermieterin, die darauf bestand, dass wenigstens ich einen Schlüssel zur Wohnung hatte (ich bettelte daraufhin tagelang die behandelnde Ärztin um Julias Wohnungsschlüssel an). Nahm auch Fotos einer lachenden Julia aus glücklicheren Zeiten mit, um den durch die vielen Klagen im Haus entstandenen Zorn zu besänftigen und ein besseres Klima zu schaffen, was mir auch gelang. Ich erntete viel Verständnis.

Ich musste den Kühlschrank in Julias Wohnung leer räumen und putzte natürlich auch tagelang, vor allem entfernte ich ungezählte Wachsflecken. Machte wichtige Besuche im Haus, um für Julia nach ihrer Rückkehr eine bessere Atmosphäre zu schaffen. Besuchte u.a. den Mieter direkt unter ihr, der unter ihrem Möbelrücken gelitten hatte und den sie beschuldigt hatte, ihr Licht und Wasser in ihrer Wohnung abgestellt zu haben. In einem langen Gespräch erzählte er mir aus seiner Jugend, zeigte mir eine Narbe an der Stirn, die er hatte, seit seine Mutter ihn über den Balkon geworfen habe. Das Gespräch war so friedlich, dass er mir versprach, das Treppenputzen für Julia, gegen Bezahlung, zu übernehmen. Julia sollte nach ihrer Rückkehr unbedingt neu anfangen und in Frieden wohnen können.

Leider war es regelmäßig so, nachdem ich so einige Wege für sie erledigt hatte, dass neue Sachbearbeiter kamen, die wieder nicht wussten, was bisher gelaufen war – und die Schwierigkeiten begannen stets von Neuem.

Nun begannen wieder meine Besuche in der Klinik. Trotz all des Furchtbaren war ich froh, dass man sich dort wieder um Julia kümmerte. Wenn man mit diesen Kranken zu tun hat, sieht man alles ganz anders und ist sehr froh, dass es eine Psychiatrie und Behandlungsmöglichkeiten gibt.

Hierzu schreibt Silvano Arieti:

Viele Psychiater sind der Auffassung, dass solche Einschränkungen vermieden werden sollten, wenn es nicht absolut unumgänglich ist. Einige wenige finden, dass ein Krankenhausaufenthalt niemals erzwungen werden sollte, selbst wenn er für die Wiederherstellung der geistigen Gesundheit des Patienten notwendig erscheint. Der Patient müsse seine volle Zustimmung erteilen. Es ist jedoch ein Faktum, dass sich ein bestimmter Prozentsatz von Schizophrenen (zum Glück nicht die Mehrheit) in einem geistigen Zustand befindet, der es ihnen unmöglich macht zu erkennen, dass sie der stationären Behandlung bedürfen. (...) Natürlich sollten, wann immer dies möglich ist, Anstrengungen unternommen werden, den Patienten zu überzeugen, dass er sich freiwillig um Aufnahme in ein Krankenhaus bewirbt.

Julia war mir zu meinem Erstaunen nach einer Einweisung niemals böse, meistens verstanden wir uns anschließend, wenn sie wieder besser denken konnte, auch wieder besser.

24. August 1998

Heute Vormittag hatte Julia einen Termin bei ihrer neuen Psychologin in der Klinik und ich fuhr sie hin. Wir tranken zuvor in der Cafeteria einen Kakao und sie aß ein Brötchen. Diese Cafeteria ist ein Heimathafen für viele Kranke. Viele haben keine Familie mehr und kein Geld. Aber es ist auch ein Ghetto, dem diese einsamen, verzweifelten Menschen gerne entrinnen und leben möchten wie alle anderen, was kaum je möglich ist. Ich wartete also auf Julia im Kreis der »cafeteria-fähigen« Kranken. Viele leiden unter innerer Unruhe als Nebenwirkung der Medikamente. Unmittelbar nach der Einweisung ist die Dosis zunächst höher, denn nach dem ersten Tag ist der Aufenthalt schon freiwillig, ein Richter muss kommen und wenn der Patient dann gehen will, war alles umsonst. Man kann ihn nicht gegen seinen Willen festhalten, das wäre Freiheitsberaubung. Als Angehöriger steht man furchtbare Ängste durch, dass der gerade mit viel Glück nach langer Krankheit eingewiesene Patient sagen könnte: *»Ich will gehen.«* Die unter Einfluss des Medikaments erstmals seit Langem wieder mögliche Verständigung führt dann häufig dazu, dass der Kranke bleibt und sich weiter behandeln lässt. Leute ohne Erfahrung sprechen verächtlich von »Ruhigstellung«, sie wissen nicht, von was sie reden und wie ein Kranker ohne Behandlung leidet – von seinen Angehörigen ganz zu schweigen. Ich habe mich heute ganz entspannt und ruhig eingefügt, in Dankbarkeit, dass es Julia im Moment (noch) besser geht und im Wissen, dass sich das ganz schnell ändern kann.

29. August 1998

Komme wenig zum Schreiben. Habe Julia gestern in die Klinik zum kleinen Privatbus für die Fahrt nach Holland gebracht. Außer ihr fahren noch fünf junge Leute mit, zwei Frauen und drei Männer, die ich nicht kenne. Ambulante Patienten, offensichtlich in ganz gutem Zustand. Julias Zustand erscheint mir plötzlich als der schlechteste.

Julia wollte so gerne im Sommer nach Italien fahren, das war zunächst geplant, ist aber wieder einmal nichts geworden. Die Temperaturen sind bis auf 15 Grad gefallen, in Holland, wie ich höre, auf 12 Grad, sehr kalt, regnerisch und windig. Sie tut mir leid. Selbst ihre kleinsten Wünsche erfüllen sich nie. Eine Tasche selbst einzupacken, ist für sie unheimlich schwierig, sie warf wahllos alles hinein und wollte schon gar nicht mehr verreisen. Plötzlich kam sie zu mir in die Küche, umarmte mich, lag wie ein großes Baby (sie überragt mich ja) in meinen Armen und sagte: *»Altes Mütterchen, ich danke dir.«* Ich drückte sie lange und küsste ihren schlanken Hals. Das hat sie Jahre nicht mehr getan, aber der Moment war schnell vorbei.

Wenn ich doch nicht so unruhig wäre, ich fühle wieder die Nabelschnur ... Ich bin schrecklich unruhig, habe das Gefühl, ich halte es nicht aus, wenn Julia wieder so krank wird.

Habe gerade bei euch zu Hause angerufen, um zu hören, wie euer Urlaub war, und deiner Mama zu sagen, dass Julia eine Woche verreist ist. Natürlich wolltest du gleich wieder zum Telefon kommen – du hast zum ersten Mal *»Oma-Lilo«* in den Hörer gerufen, das war süß und hat mich sehr gefreut.

31. August 1998

Am Samstag habe ich in Julias Wohnung Fenster geputzt, Gardinen zu Hause gewaschen und am Sonntag wieder aufgehängt, Julia ist ja noch in Holland. Die Gasheizung und der Zigarettenqualm führen dazu, dass überall ein schwarzer, öliger Schmutz in der Wohnung liegt. Es beruhigt mich eine Weile, wenn ich weiß, dass es wieder sauber ist. Ich kann sie gut verstehen, ihre Krankheit verursacht an sich schon eine große Antriebsschwäche, aber seitdem ihr klar ist, dass Louis sie offensichtlich nicht heiraten will (anfangs hat sie ihm immer wieder zarte Hinweise gegeben) und sie auch noch ihr Baby verloren hat, ist sie – genau wie ich auch – in ihrem Lebensnerv getroffen und diese Wohnung liebt sie nicht. Seit ihrem Einzug im November 1996 – nach deiner Geburt – hat sie nur ein wenig gespült und vor Kurzem einmal einen Streifen unter den Fenstern im Wohnzimmer geputzt; das war für sie schon viel. So geht es allen Kranken, Antriebsschwäche, Depressionen, keine Lust zu irgendetwas, schon gar nicht alleine… Habe heute bei einem netten Optiker Julias Brille abgeholt. Sie setzt sich ständig im Bett vor dem Fernseher darauf; es ist sehr oft ein Bügel abgebrochen. Meistens, wenn ich sie dazu bekomme, dass wir eine billige Brille kaufen gehen, bestelle ich anschließend telefonisch die gleiche noch einmal und hebe sie für Notfälle auf. Julia ist sehr kurzsichtig, läuft aber – besonders wenn es ihr schlecht geht – wochenlang ohne Brille herum. Mein netter Optiker hat einen neuen Bügel angebracht (der alte war wieder einmal unauffindbar bei Louis) und ich habe wieder eine Brille für Notfälle ...

2. September 1998
Heute war mir zum ersten Mal klar, dass ich mich einen Moment zurücklehnen kann, weil Julia mit Betreuung unterwegs ist, aber richtig entspannen kann ich nicht. Da ich aber auch in diesem Jahr wieder keinen Urlaub machen kann, habe ich mir heute nach Monaten wieder einmal einen Friseurtermin erlaubt. Es ist schön, sich einfach einmal zurückzulehnen und verwöhnen zu lassen. Es sieht schön aus, aber leider sieht es niemand, ich sitze am Computer.

Julia war also erneut in der Klinik, dieses Mal vom 26. Mai 1992 bis 31. Juli 1992, zum großen Glück für uns beide in Mittelstadt. Dort verfolgt man das Konzept der »gemeindenahen Psychiatrie« – Julia kann also in ihren Freistunden in ihre Wohnung gehen und fühlt sich nicht ganz so ausgeliefert wie in Nebenstadt. Sie nimmt auch hin und wieder andere Kranke mit und sie kochen sich einen Tee bei ihr; sie ist ein wenig privilegiert, weil die meisten anderen Kranken keine eigene Wohnung haben; die hat sie sich immerhin selbst beschafft, aber ich zahle zu allen anderen Kosten jetzt auch noch die Miete, Elektrizität, Gas.

Bei meinen Besuchen herrscht zwar eine große Traurigkeit, aber ich versuche auch, locker zu sein und Witze zu machen. Es ist schön, Julia Witze zu erzählen. Ich habe mir in ihrer Gegenwart eine gewisse Ruhe angewöhnt, eine eigene Art von autogenem Training, indem ich mir sage: *»Jetzt ist jetzt, diese Stunde oder zwei werde ich alles andere vergessen und nur ganz hier sein, entspannen und zuhören.«* Die Ruhe fällt mir natürlich leichter, wenn ich weiß, dass Julia in Behandlung ist und es ihr besser geht und wir wieder so sprechen können wie früher, als wir von unserem Schicksal noch nichts wussten. Bei einer dieser Gelegenheiten sagt Julia einmal: *»Die Krankheit ist so selten wie ein Lottogewinn, aber im Lotto gewinnen wir leider nie.«* Sie sagt viele solche bemerkenswerten Dinge.

Ich habe einen Traum: Ich stelle mir vor, durch ein Wunder hätte ich wirklich im Lotto gewonnen. Dann würde ich ein Haus kaufen. Uroma Henny könnte einziehen und Julia könnte auch in eine kleine Wohnung ziehen. So wären wir jeder für sich und trotzdem jederzeit erreichbar und alleine durch die Nähe würde sich jeder nicht so einsam fühlen. Julia könnte kommen und gehen, wie sie es möchte, und wir würden nicht so eng aufeinander sitzen, wie es hier in meiner Wohnung der Fall war, wo es letzten Endes nicht gut ging. Ich könnte immer etwas kochen und Julia wäre nie so ausgehungert, wie sie es seit Jahren ist, weil sie sich nichts kocht. Vielleicht könnte ich mir sogar hin und wieder jemanden zum Putzen nehmen, weil ich spüre, dass ich das alles bald nicht mehr schaffe. Aber das Ganze würde natürlich auch nur gut gehen, wenn es noch einen verständnisvollen Partner gäbe, der als Außenstehender Julia streng, aber liebevoll ihre Grenzen setzen würde, weil sie in den letzten Jahren in dem Teufelskreis, in dem sie gefangen ist, bei Verschlechterung ihres Zustandes auch aggressiv reagiert.

Und wenn wir schon beim Träumen sind: Ein weiterer Traum von mir wäre es, dass ich einen guten Freund in der Nähe von Julia hätte mit einem Geschäft mit schönen Dingen, wo sie hin und wieder ohne Leistungsdruck aushelfen könnte, entweder im Verkauf oder bei sonstigen leichten Arbeiten. Jemand, wo sie einmal einen Tag zwei oder drei Stunden, dann wieder einen oder zwei Tage frei und wieder einmal ein oder zwei Stunden aushelfen könnte. Zu mehr reicht eigentlich ihre Energie nicht und es ist mir klar, dass dies in der heutigen Wirtschaft nicht möglich ist, außer in einem Familienbetrieb. Schöne Träume ...

Während Julias zweitem Klinikaufenthalt ging es mir sehr schlecht. Nach dem Bandscheibenvorfall knapp ein Jahr zuvor und dem gelaserten Auge fiel mir schon meine Arbeit schwerer und dann noch die zusätzlichen Belastungen. Mein Arzt empfahl mir eine Kur, die ich dann auch einreichte und sofort bewilligt bekam. Natürlich mit großen Sorgen, wie das mit Julia laufen würde, wenn ich vier Wochen nicht erreichbar wäre. Allerdings schien der Zeitpunkt nicht schlecht gewählt – es ist so unheimlich schwer, für so etwas einen »guten Zeitpunkt« zu finden. Julia hatte eingewilligt, dieses Mal nach ihrer Entlassung weiterhin die Tagesklinik zu besuchen. Ich fuhr also tatsächlich und trotz aller Sorgen zur Kur und hoffte, dass Julia bis zu meiner Rückkehr durchhalten würde, ihr Tag eine Struktur hatte und somit auch für ihr regelmäßiges Essen gesorgt war, was bei Medikamenteneinnahme wichtig ist.

Die Anwendungen in der Kur bekamen mir unheimlich gut und ich war danach, trotz Arbeit, beinahe ein Jahr schmerzfrei.

Julia sollte mindestens drei Monate die Tagesklinik besuchen, man wollte u. a. noch Eignungstests mit ihr machen. Sie hielt es aber nicht lange aus und brach nach einiger Zeit wieder ab. Ich weiß nicht, was in der Therapie dort alles zur Sprache kam, sicherlich auch Negatives über mich. Ich bin die Einzige, die sie erzogen und somit vielleicht auch falsch erzogen hat, bei Familiengesprächen früher in Nebenstadt war ja gelegentlich Aggressivität festzustellen gewesen. Jedenfalls schlug man Julia und auch mir vor, die Betreuung für Julia einer außenstehenden Person zu übertragen. Mir war dies mehr als recht. Ich wollte gerne immer für sie da sein und mir ihre Sorgen anhören und helfen, wo ich nur konnte, aber ich wollte ihr absolut nie den Eindruck vermitteln, dass ich irgendetwas über sie zu bestimmen hätte. Ich wollte auch nie mehr diejenige sein, die eventuell – weil es sonst niemand gab – die furchtbare Entscheidung einer Zwangseinweisung treffen musste. Ich würde also liebend gerne diese Aufgabe einem außenstehenden Betreuer übertragen, der uns beiden damit eine Stütze sein könnte, so hoffte ich. Es wurde eine Rechtsanwältin gefunden, die diese Aufgabe übernahm.

Der Aufgabenkreis dieser Betreuung lautete – wie auch zuvor bei mir:

> »Die Sorge für die Gesundheit der Betroffenen, insbesondere die Zuführung zu medizinischen Maßnahmen, die Aufenthaltsbestimmung und die Entscheidung über die Unterbringung, die Vermögenssorge mit Ausnahme der Entscheidung über die Wohnungsauflösung.«

Es wird dann ein Termin für die Aufhebung oder Verlängerung der Betreuung festgesetzt und je nach Julias Auftreten wird ein Teil gestrichen (z. B. die Vermögenssorge) und bei Bedarf wieder hinzugefügt. Wenn Julia dann gepflegt vor Gericht erscheint, mit von mir gewaschener und gebügelter Kleidung, wird häufig etwas gestrichen, weil man glaubt, sie könne es selbst. Sie soll alles alleine machen. Ich bringe es aber, solange ich noch kann und da bin, nicht fertig, sie mit ungebügelter, fleckiger Kleidung herumlaufen zu lassen. Kürzlich fragte sie nach zwei Jahren in ihrer neuen Wohnung: *»Wo ist eigentlich mein Bügelbrett?«* Louis wusste es, obwohl er selten bei ihr ist. Ich muss daran denken, dass mir ganz am Anfang von anderen Angehörigen geraten worden war, Julia fallen zu lassen und sie nicht wieder in meiner Wohnung aufzunehmen. Danach hatte ich mich entschlossen, nur noch nach meinem eigenen Gefühl zu handeln. Man bekommt so viele Ratschläge, die so einfach sind, weil es sich nicht um das eigene Kind handelt.

Ich soll Julia kein zusätzliches Geld geben (bringe ihr ja meistens Lebensmittel) und hatte deshalb gebeten, ihr das Geld wöchentlich zuzuteilen. Das wollte man aber nicht tun, um Julia nicht ihre Würde zu nehmen. Ich will ihr auch nicht ihre Würde nehmen (die verliert sie auch, wenn sie verschlampt ist), aber man möge mir verzeihen, wenn sie ihr Geld am 8. des Monats ausgegeben hat und ich es nicht fertig bringe, sie 20 Tage hungern zu lassen.

Julia hatte auch eine Betreuerin von der Klinik, die sie zu Hause besuchen sollte. Manchmal ließ Julia das zu, meistens bestand sie aber darauf, selbst in die Klinik zu kommen: *»Die müssen mir nicht in alle Ecken sehen«*; gerade dies hätte ich gerne gehabt, weil man dann einen viel besseren Eindruck von ihrem Zustand gewann, den sie in Gesprächen so wunderbar verschleiern konnte. Man trank dann in der Cafeteria einen Kaffee, das war's dann wieder. Es gab häufigen Wechsel, wie überall im Leben und an der Arbeit, mal verstand sie sich sehr gut mit einer jungen Frau und begann, ihr zu vertrauen, dann wurde diese schwanger und eine neue Betreuerin kam. Dieser Wechsel geschah oft, immer wenn man dachte, es gäbe einen klitzekleinen Lichtblick.

Wir hatten das Jahr 1992 und ich besuchte erstmals die Angehörigentreffs der Klinik. Bei der Mehrheit der Angehörigen handelte es sich um Mütter, meistens von Söhnen oder Töchtern in Julias Alter oder wenig älter. Viele hatten das Glück, dass sie zumindest einen Beruf erlernt hatten, bevor dieser Schicksalsschlag sie traf. Andere – wie ich – waren verzweifelt, ihr Kind einmal ohne Beruf und Versorgung in dieser Welt zurücklassen zu müssen. Bis dahin hatte ich immer noch gehofft, dass es auch für Julia noch etwas zu lernen gäbe. Da ich von meinem alleinigen Gehalt und ohne Unterhaltszahlungen ihres Vaters zwei Haushalte finanzierte, war ich auch in dieser Beziehung ziemlich am Ende. Ich hatte es bisher – wie stets in meinem Leben – vermieden, auch nur an das Sozialamt zu denken. Hatte irgendwie auch die Befürchtung, dass Julia sich sonst erst gar nicht mehr um einen Beruf bemühen würde (anfangs hofft man immer noch darauf), wenn sie eine regelmäßige Einnahme hätte. Aber es ging nicht mehr. In meiner Angehörigengruppe wurde ich bearbeitet, dass Julia einen Anspruch auf Unterstützung hätte, um den ich mich bemühen sollte. Als ich lange vor der Tür warten musste und schließlich den Antrag auf Sozialhilfe bekam, empfand ich es als ganz furchtbar demütigend. Julia empfindet es heute noch genauso. Die junge Sachbearbeiterin war sehr freundlich, überrascht und mitfühlend. Später und vor noch nicht langer Zeit schrie Julia jedoch: *»Ich will auch keine Sozialhilfe mehr!«* und *»Es ist deine Pflicht, auch weiter für mich zu sorgen«* (von ihrem Vater spricht sie nie). Ich verstehe sie gut, man muss für alles einen Antrag stellen ... Julia stellt keine Anträge, sie kommt nicht einmal mit dem Ausfüllen klar, will auch nicht stundenlang wie ein Büßer (so fühlt man sich wirklich) zu ihren unverschuldeten Leiden noch vor der Tür sitzen und *»betteln«* gehen, denn meistens wird das Beantragte abgelehnt.

Es gibt einen »Leidfaden für Sozialhilfe«, aus dem hervorgeht, dass sie Anspruch auf viele zusätzliche Leistungen hätte, die sie aber nicht beantragen will, und ich habe nicht die Energie dazu und auch nicht das Recht, da sie volljährig ist. In diesen vielen Jahren war ich oft so kraftlos, alleine von den vielen zusätzlichen Kämpfen, dass ich nicht mehr leben wollte – aber Julia braucht mich.

Ich habe die vierteljährlich erscheinende TABU abonniert, die heute in meinem Briefkasten lag. Diese Geschichte soll zwar nicht wissenschaftlich werden, aber darin ist ein Artikel von Frau Dr. Leuchtweis-Gerlach, einer Ärztin für Neurologie, Psychiatrie, Psychotherapie, abgedruckt, den ich sehr gut finde und dir hier leicht gekürzt abschreiben möchte, denn das sind auch meine Erfahrungen:

Rückfallrisiko und Rückfallvermeidung bei Menschen mit schizophrenen Erkrankungen

In meiner Praxis treten bei der Arbeit mit psychisch Kranken die Angehörigen zunehmend weniger in Erscheinung. Ich sehe es in Verbindung damit, dass ich innerhalb meiner psychiatrischen Klientel überwiegend Patienten mit chronischen schizophrenen Verläufen versorge. Nach meiner Erfahrung ziehen sich die Angehörigen im Laufe der Jahre häufig zurück, was ich persönlich bedaure. Zwei Punkte scheinen mir dabei erwähnenswert:

- *Fast alle Angehörigen fragen mich, was sie falsch gemacht haben und ob sie schuld an der Erkrankung ihres Angehörigen sind;*
- *Sie fragen sich und mich, womit sie das verdient haben.*

  Sich mit diesen belastenden Fragen auseinanderzusetzen, ist für die Angehörigen und mich selbst eine wichtige und schwierige Aufgabe.

1. Die Diagnose schizophrener Erkrankungen, Symptomatik, Verlauf

Wie Sie sicher wissen, unterscheiden wir bei den schizophrenen Erkrankungen vier klinische Typen:

1. (20.0) die paranoid (halluzinatorische) Schizophrenie
2. (20.1) die hebephrene Schizophrenie **(JULIA)**
3. (20.2) die katatone Schizophrenie und
4. (20.6) die Schizophrenia simplex

Klinisch wichtig und von praktischer Bedeutung sind die ersten beiden Formen, die bei uns am häufigsten auftreten.

1: Die paranoid (halluzinatorische) Form
kommt in den meisten Teilen der Welt am häufigsten vor. Im Vordergrund stehen paranoide, also Wahnvorstellungen, oft begleitet von akustischen Halluzinationen in Form von Stimmenhören und anderen Wahrnehmungsstörungen. Störungen der Stimmungen und des Antriebs stehen nicht im Vordergrund. Die Persönlichkeit des Patienten bleibt oft relativ gut erhalten. Der Erkrankungsbeginn liegt häufig zwischen dem 30. und 40. Lebensjahr, also später als bei der hebephrenen und der katatonen Form. Der Verlauf kann episodisch mit teilweiser oder vollständiger Rückbildung sein. Er kann aber auch chronisch sein mit floriden, d.h. psychotischen Symptomen über Jahre, wobei es dann schwierig werden kann, einzelne Episoden abzugrenzen.

2: Bei der hebephrenen Schizophrenie
stehen die affektiven, also die gefühlsmäßigen Veränderungen im Vordergrund. Wahnvorstellungen und Halluzinationen treten seltener auf. Die ebenfalls ausgeprägten Antriebs- und Denkstörungen führen häufig zu einer schnellen Entwicklung der sog. »Minussymptomatik«. Die Patienten wirken in ihrem Verhalten oft stark verändert, lahm, gefühlsmäßig wenig beteiligt, in ihrem Verhalten manchmal bizarr; das Denken ist verändert. Sie ziehen sich zurück, isolieren sich; für die Angehörigen sind sie in ihrem Verhalten schwer einschätzbar.

Zum Verlauf: durch den frühen Krankheitsbeginn – zwischen dem 15. und 25. Lebensjahr – und das Vorherrschen der Minussymptomatik besteht eine eher ungünstige Prognose.

Unter Minussymptomatik verstehen wir eine verminderte Aktivität, eine Verminderung des Antriebs, psychomotorische Verlangsamung, »Affektverflachung«, Initiativemangel, Passivität, Rückzug und Vermeidung von Kontakten, Vernachlässigung der Körperpflege und anderes. Herrscht im Gegensatz dazu eine Plussymptomatik vor, sind die Aussichten für den Patienten eher günstiger. Unter Plussymptomatik (produktiv-floride Symptome) verstehen wir Stimmenhören, bunte psychopathologische Bilder, Wahnvorstellungen und eine gefühlsmäßige Beteiligung im Sinne von Angst, Glück, Ekstase oder Depression.

Weil die beiden anderen Formen der Schizophrenie hier bei uns weniger vorkommen, möchte ich nicht weiter darauf eingehen.

Die Erkrankungshäufigkeit für schizophrene Erkrankungen liegt bei ca. einem Prozent überall in der Welt.

Auf einen einfachen Nenner gebracht gilt auch heute noch die sog. ***Drittelregel****:*

- *bei einem Drittel der Patienten kommt es zu einer folgenlosen Ausheilung;*
- *bei einem Drittel der Patienten bleibt zwar eine Beeinträchtigung, aber sie können ein sozial befriedigendes Leben führen und berufstätig sein;*
- *bei einem Drittel der Patienten kommt es zu einem ungünstigen, d.h. chronischen Verlauf mit erheblichen Beeinträchtigungen in allen Lebensgebieten.*

2. Krankheits- und rückfallauslösende Einflüsse

Übereinstimmend geht man heute bei den schizophrenen Erkrankungen von einer »multifaktoriellen Genese« aus, was bedeutet, dass mehrere Faktoren zusammentreffen müssen, damit es zu einer schizophrenen Erkrankung kommen kann. Biologische, individualpsychologische und gesellschaftliche Auslöser treffen in diesem Fall zusammen.

Wissenschaftlich anerkannt ist in diesem Zusammenhang das sog. ***»Vulnerabilitätskonzept«****, das sagt, dass schizophren Erkrankte eine größere Störanfälligkeit und Verletzbarkeit gegenüber Stressfaktoren zeigen.*

Es gibt Hinweise dafür, dass für die Ersterkrankung in erster Linie biologische Faktoren eine größere Rolle spielen. Was den Verlauf der Krankheit angeht, sind dagegen psychosoziale, d.h. seelische und gesellschaftliche Einflussfaktoren bedeutsamer.

Diese wissenschaftlichen Erkenntnisse relativieren frühere Annahmen, dass psychosoziale Faktoren auslösend sind. So sind auch Annahmen heute widerlegt, dass Schizophrenien ausgelöst werden durch beispielsweise zerrüttete Familienverhältnisse (unspezifisch) oder einen besonderen Kommunikationsstil innerhalb der Familie, der vor allem durch besondere Verhaltensweisen der wichtigsten Bezugsperson, der Mutter, geprägt sei (»Double-bind-Hypothese«, »überprotektive Mutter«, »schizophrenogene Mutter«, »Strukturverschiebung«).

Diese Annahmen haben zu unnötigen Schuldzuweisungen und Schuldgefühlen geführt und die Familien und ihre erkrankten Angehörigen enorm belastet. Ich sage dieses auch gerade hier, um Sie zu ermutigen, sich keine Schuldgefühle zu machen oder machen zu lassen.

Was man aber heute aufgrund der Lebensereignisforschung annimmt, ist, dass ein bestimmtes Familienklima durchaus Einfluss auf die Rückfallhäufigkeit und damit auf den Krankheitsverlauf hat (»High expressed emotion level«).

Ein solches Risiko besteht, wenn die Familienatmosphäre durch ein hohes Maß an kritischen Äußerungen einer wichtigen Bezugsperson gegenüber dem Patienten geprägt ist. Was dagegen das Risiko des Rückfalls reduziert, ist ein Klima freundlicher Gelassenheit, in dem sich der Patient der Zuneigung seiner Bezugspersonen sicher sein kann. Wie wichtig dies ist, zeigen die günstigeren Krankheitsverläufe von Patienten, die mit ihren Angehörigen an einer Familientherapie teilgenommen haben.

Was für alle Angehörige wichtig ist zu wissen, ist ein spezifisches Problem schizophren erkrankter Menschen: Neurophysiologisch haben diese Patienten eine Störung der Informationsaufnahme und der Informationsverarbeitung. Praktisch kann man sich dies am besten so vorstellen, dass bei den Patienten eingehende Signale über alle Sinnesorgane nicht ausreichend »gefiltert« werden können und viel zu viele von ihnen ihr Gehirn erreichen. Klinisch ergibt sich daraus eine massive Reizüberflutung und Anspannung. Dies führt dazu, dass die bei gesunden Menschen selbstverständlich ablaufenden Vorgänge von diesen Kranken nicht ohne Überlegungen und Nachdenken erledigt werden können. Berücksichtigt man dabei noch, dass die Denkabläufe des Patienten durch die Erkrankung sowieso schon gestört sind, kann man sich gut vorstellen, dass das geistige Gleichgewicht »verrückt« wird und zusammenbricht.

Für Angehörige leiten sich hieraus zwei wichtige Punkte ab:

- *Sie können besser verstehen, dass sich der Patient zurückzieht, um sich zu schützen. Dieses Zurückziehen hilft ihm und ist nicht gegen Sie gerichtet.*

- *Sie sollten dem Patienten behilflich sein, seinen Schutz vor Reizen aufrechtzuerhalten, und den Patienten nach Möglichkeit in Ruhe lassen. So können schon Fernsehen, Lichtreklamen, Menschenansammlungen, Einkaufen usw. Überforderungssituationen darstellen.*

Weitere Belastungen: Für die Mehrheit der Patienten gilt, dass Trennungs- und Verlusterlebnisse sowie chronische Belastungen und Auseinandersetzungen, die im Übrigen auch einem Gesunden nicht gut tun, rückfallauslösend sein können.

Sie sollten auch wissen, dass es keine spezifischen Rückfallauslöser gibt, die für alle Patienten zutreffen. So können beispielsweise schon körperliche Belastungen, Erschöpfung, Schlafmangel usw. kritisch sein.

Andererseits gilt für den einzelnen Patienten durchaus, dass bestimmte Belastungssituationen für ihn rückfallauslösend sind. Durch geduldiges Beobachten, jedoch ohne zu starkes Kontrollieren, können Sie als Angehörige diese für ihren Patienten kritischen Einflüsse herausfinden und versuchen, sie zu vermeiden.

(Das ist es, was mich so traurig macht, ich kann nichts vermeiden. Anm. L.R.)

Alarmsignale für einen drohenden Rückfall sind Schlafstörungen, innere Unruhe und Angst des Patienten.

3. Behandlungsmöglichkeiten (Versorgungsstrategien)

Wie Sie sich aus dem bisher Gesagten wahrscheinlich vorstellen können, gibt es kein allgemeingültiges Behandlungskonzept für schizophrene Erkrankungen. Aufgrund der unterschiedlichsten Krankheitsverläufe sind ganz unterschiedliche Therapien angezeigt.

Hilfreich ist es, gemeinsam mit dem einzelnen Patienten eine für ihn passende Behandlung mit einer realistischen Perspektive zu entwickeln. Die therapeutischen Maßnahmen müssen jeweils der Schwere der Erkrankung angepasst sein.

Es kommt häufig vor, dass der Patient, die Angehörigen und die professionellen Helfer unterschiedliche Vorstellungen darüber haben, wie das Ziel der Behandlung aussieht und erreicht werden kann. Da eine nicht übereinstimmende Konzeption den Patienten krank macht

und zum Rückfall führen kann, ist es unbedingt notwendig, ein von allen Beteiligten und auch vom Patienten mitgetragenes Konzept zu entwickeln und sich immer wieder miteinander abzustimmen.
Schwerpunkte der Behandlung sind:

- *Medikamente*
- *Psychotherapeutische Maßnahmen*
- *Sozialtherapeutische Maßnahmen*

(Hier habe ich einiges aus dem Text streichen müssen. L.R.)

4. Rückfallvermeidung im engeren Sinne
Lassen Sie mich zusammenfassend noch einmal die wichtigsten Punkte nennen, die das Risiko von Rückfällen bei schizophrenen Erkrankungen verkleinern:

- *Der Patient braucht einen zu ihm passenden behandelnden Arzt. Passend ist eine Beziehung dann, wenn es gelingt, eine tragfähige Arbeitsbeziehung zwischen dem Patienten und dem Arzt herzustellen.*
- *Der Patient sollte seine Medikamente entsprechend der Absprache, die er mit dem Arzt getroffen hat, einnehmen, wobei hier die Angehörigen eine unterstützende Rolle übernehmen können.* (Louis lehnt Medikamente ab und achtet nicht darauf, ob Julia sie nimmt. L.R.) *Niemals sollten Sie dem Patienten heimlich Medikamente ins Essen geben.*
- *Begleitende psychotherapeutische und soziotherapeutische Maßnahmen sind dann hilfreich, wenn sie den Patienten weder überfordern noch unterfordern.*
- *Von den Möglichkeiten einer Familientherapie und den Angeboten von Angehörigengruppen sollte Gebrauch gemacht werden.*
- *Zwischen all diesen Bereichen besteht ein Zusammenhang, sie ergänzen sich positiv, wenn sie aufeinander abgestimmt sind.*

Erlauben Sie mir abschließend noch sechs Anmerkungen, die mir für Sie als Angehörige besonders beachtenswert sind:

- *Versuchen Sie sich gegenüber dem Patienten klar, eindeutig und berechenbar zu verhalten. Verlässliche Strukturen schaffen Übersichtlichkeit und Sicherheit für beide Seiten.*
- *Respektieren Sie die Ablösungsversuche vor allem ihrer erwach-*

sen werdenden schizophrenen Kinder, denn sie wollen wie jeder andere Heranwachsende auch ihr eigenes Leben führen. Sehen Sie auch deren gesunde Anteile.

- *Versuchen Sie, durch einfühlendes Beobachten die für Ihren Patienten gefährdenden Stresssituationen herauszufinden und möglichst zu vermeiden.* (Kein Essen, Alkohol im Garten, spät nach Hause und lange fernsehen und Computerspiele, so sieht das bei Julia aus!)
- *Leben Sie mit Ihrem erkrankten Familienangehörigen so viel Normalität wie nur möglich. Aufrichtigkeit und Echtheit im Verhältnis miteinander sind wichtig, nicht nur für den Patienten, aber für ihn besonders. Patienten sind sensibel für Unsicherheit, Angst und unechtes Verhalten. Seien Sie nicht zu ängstlich, aber wenn sie Angst haben, dann sagen Sie es.*
- *Holen Sie sich vor allem in akuten Krisensituationen bei drohender Eigen- oder Fremdgefährdung Hilfe von außen. Wenn Patienten sehr gespannt wirken, sich aggressiv, gewalttätig oder selbstzerstörerisch verhalten, empfiehlt es sich, nicht nur den Arzt, sondern auch rechtzeitig die Polizei zu holen.* (Haben wir in Verzweiflung versucht, die Polizei tut nichts!) *Es gibt keinen Grund, sich deswegen zu schämen. In solchen Situationen sind von außen kommende Dritte eine Unterstützung. Sie selbst können nicht mehr hilfreich sein, wenn Sie vor Angst wie gelähmt sind. Außerdem ist zu beachten, dass gewalttätig gewordene Patienten ihre Aggression insbesondere gegen ihnen nahestehende Bezugspersonen richten.* (Das war so, nachdem man dich deiner Mama weggenommen hatte. Das erzähle ich später, ab S. 171.)
- *Letztens, aber trotzdem sehr wichtig: Denken Sie als Angehörige auch an sich selbst. Versuchen Sie, Ihr eigenes Leben, Ihre Interessen, Ihre Freundschaften zu bewahren bzw. wieder aufzunehmen. Ein bisschen Egoismus in dieser Hinsicht schadet nicht, sondern nutzt dem Patienten.* (Julia ist traurig, wenn ich einmal sage, dass ich mich mit einer Kollegin treffe, weil sie keine richtige Freundin hat.)

Vieles in diesem Artikel stimmt und ist richtig, aber leider erhält man aus den verschiedensten Gründen häufig nicht die so schön geschilderte Hilfe und Unterstützung, zum Teil lehnt der Patient auch das Angebotene noch ab, weil durch die Erkrankung die Einsicht fehlt – ein ewiger Kreislauf.

10. September 1998

Letzten Freitagabend kam Julia aus Holland zurück. Sie hatte mir das holländische Symbol, den Holzschuh, als Sparbüchse aus weiß-blauer Keramik mitgebracht, ich habe mich sehr gefreut. Sie war richtig aufgekratzt, es hatte ihr gefallen und gut getan.

Gestern hatte ihre Schulfreundin Birgit bei mir angerufen, sie wollen ein Klassentreffen machen, sie könne Julia nicht erreichen. Mir schnürte es wieder das Herz ab. Alle werden kommen, Beruf haben, verheiratet sein, Kinder haben und sie fühlt sich wieder ganz arm. Habe mir Birgits Nummer geben lassen und gesagt, dass ich Julia um Rückruf bitten werde. Mit mir gekämpft, aber ich muss es ihr sagen. Heute Vormittag habe ich Julia von Birgits Anruf erzählt. Sie empfindet es wie ich, hat keine große Lust hinzugehen, weiß, sie fühlt sich gedemütigt. Muss es eben ihr überlassen. Habe sie dann wieder zu Louis gefahren, sie geht kaum noch nach Hause.

Julia versuchte wieder, eine Arbeit zu finden. Fand sie dann auch in einer Drogerie, wo sie dem älteren Inhaber-Ehepaar half. Später sollte sie auch für die Lottoscheine kassieren. Julia war offenbar ziemlich langsam. Die Besitzerin der Drogerie fuhr sie dann einmal an – wie Julia mir erzählte –, doch etwas schneller zu arbeiten – und Julia konnte nicht mehr hingehen; ihre Angst war wieder da. Ich fragte Julia einmal in einem günstigen Moment, wie sie das empfinde und warum es nicht geht. Sie zeigte auf ihre Brust und sagte, dass ganz tief und fest die Angst dort sitze, ein ganz schwerer Druck. Wie kann man so etwas als sogenannter gesunder Mensch nachfühlen?

In dieser Zeit machte ich mir wieder viele Sorgen um Julia und ihren Tagesablauf. Ich schenkte ihr hin und wieder Gutscheine von McDonalds (dort konnte sie ja auch frühstücken) und auch – meine erprobte Methode – selbst gefertigte, abgestempelte Gutscheine von Lokalen, dieses Mal vom Metzger in ihrer Nähe, wo es auch preiswerte Mittagsmenüs gab. Einmal kam ich allerdings mit neuen Gutscheinen hin und die Dame hinter dem Tresen sagte: *»Nein, das können wir nicht mehr machen, Ihre Tochter kommt und verlangt das Geld zurück.«*

Sie hatte noch Kontakt zur Klinik, nahm allerdings ihr Medikament gar nicht oder unregelmäßig, wie es ihr gerade so einfiel, auch mal Johanniskraut.

14. September 1998

Vor einigen Tagen hatte ich schweren Herzens (ich weiß schon nicht mehr, wie ich es richtig mache) einen Brief an Julias betreuende Rechtsanwältin geschickt und später noch eine Kopie davon an Julias Arzt, weil mir ihr Nasen-/Mundzucken große Sorgen macht. Es kann zwar nervös sein, aber – besonders im Mund- und Halsbereich – auch vom Medikament herrühren. Hätte ich Julia selbst etwas davon gesagt, hätte sie sicherlich umgehend ihr Medikament (das sie ständig nur unter Vorbehalt einnimmt) nicht mehr genommen; ich hoffte also, dass der Arzt für meine Sorgen Verständnis hätte und vielleicht schon beim Gespräch mit Julia das Zucken selbst sehen könnte, wenn er darauf achtete. Ich fuhr Julia also heute in die Klinik und nach kurzer Zeit kam Julia wütend an und ich wurde mit ins Arztzimmer gerufen. Der Arzt hatte meinen Brief natürlich nicht vertraulich behandelt – Julia ist ja seine Patientin und volljährig –, Julia machte mir die größten Vorwürfe und ich stand wieder so da, als hätte ich ihr Vertrauen missbraucht. Bei solchen Gelegenheiten wirft sie mir Dinge vor, die nicht stimmen. Ich bin dann die Einzige, die für ihre Krankheit verantwortlich ist und schuld, wenn sie wieder krank wird. Sie sagte, dass ich *»täglich«* mit Lebensmitteln vorbeikomme, dass sie das nicht wolle. Ich sagte, dass ich nur samstags eine Tüte mit Brötchen usw. vor die Tür stelle und nicht einmal klingele, sondern nur einen Zettel unter der Tür durchschiebe. Ich weiß, wie sehr sich Julia – die bei Louis sonst kaum isst, entweder, weil nichts da ist, er nichts macht oder sie sich nicht traut – darüber freut. Gestern sagte sie mir, wie wunderbar der Heringssalat war, den ich vom Fischladen mitgebracht hatte, und heute wirft sie mir vor, dass ich mich *»jeden Tag aufdränge«*.

Ich zitiere wieder Silvano Arieti:
Ein bestimmter Patiententypus beschreibt seine Eltern zu Beginn der Behandlung als Heilige, Engel und Wohltäter. Der Patient, der vor der Welt Angst hat und sich von den Eltern noch sehr abhängig fühlt, hat das Bedürfnis, diese (häufiger die Mutter) in so extrem positiver Weise zu sehen. Jede negative Eigenschaft, die die Eltern eventuell an sich haben, wird auf die Verfolger verschoben.
Die Mehrzahl der Patienten sieht ihre Eltern jedoch nicht in diesem Licht. Nach dem ersten Behandlungsstadium, wo sich der Patient auf die Verfolger konzentriert und die Eltern in neutraler Weise sieht, entdeckt er die Bedeutung seiner Kindheit und seiner Beziehung zu Mutter und Vater. Er entwickelt dann eine andere Einstellung zu ihnen. Das ursprüngliche Bild der Eltern aus seiner Kindheit wird ihm bewusst, und er lädt seinen Eltern die volle Verantwortung für seine Krankheit und Verzweiflung auf. Er mobilisiert dann in der Regel eine starke Feindseligkeit gegenüber den Eltern und spricht von ihnen in der abfälligsten Weise. Sogar manche Therapeuten neigen dazu zu glauben, diese Charakterisierungen der Elternpersönlichkeiten würden der Realität entsprechen. (Anmerkung L.R.: Auch Betreuer, das macht alles so viel schwerer.)
Es ist leicht für den Therapeuten, an die Richtigkeit der Darstellung des Patienten zu glauben, erstens, weil eine Minderheit der Eltern tatsächlich diesem negativen Bild entspricht, zweitens, weil die Patienten, die ihre Feindseligkeit von den Verfolgern auf die Eltern verschoben haben, beträchtlich gebessert sind, keine oder viel weniger oft Wahnvorstellungen haben und weitgehend zuverlässig erscheinen. Wahnideen sind leicht festzustellen, weil sie weit von der Realität entfernt sind, aber Verzerrungen, wie sie in diesem Stadium der Therapie auftreten, kann man nur schwer erkennen, weil sie lediglich Übertreibungen oder Entstellungen gewisser Bestandteile der Realität sind. (Anmerkung: Man muss das wissen und sich immer wieder selbst sagen, um den Hass, der so wehtut, zu verstehen. Es wäre schön, wenn auch Ärzte und Betreuer dies oft besser verstehen könnten.)

18. September 1998
Julia hat auf meinen Anrufbeantworter gesprochen. Sie bittet mich, meinen Bruder Peter anzurufen. Sie habe schon ganz oft versucht, ihn zu erreichen. Er soll Taufpate werden. Deine Pflegeeltern möchten dich ja gerne taufen lassen. Wie ich später erfahre, hat sie zunächst der Taufe zugestimmt, dann wollte sie es nicht, du solltest nicht katholisch werden, dann doch wieder (kenne ich ja, nur andere wundern sich immer). Julia und Louis haben auch den Leuten vom Jugendamt gesagt, dass sie dich einmal über ein Wochenende mitnehmen möchten (die große Angst von mir und deiner Pflegemama), dein Pflegepapa ist wohl heftig geworden; sie sollen dich erst einmal öfter besuchen und sich dort mehr und länger um dich kümmern. Wie ich dich kenne, würdest du natürlich mitgehen, aber schon bald sehr weinen, wenn du über Nacht bleiben solltest, dazu bist du noch viel zu klein. Habe dann viele Anrufe gemacht, hin und her. Peter soll einmal vor der Taufe kommen, damit du ihn kennenlernst, denn du hast ihn bisher noch nicht gesehen. Ein Tag zuvor ist ja auch mein 59. Geburtstag, wir können also alles zusammen feiern!

»Sie sind der erste Mensch, der mir geholfen hat ...«

Ich will von der Vergangenheit erzählen, aber immer wieder holt mich die Gegenwart ein. Ich war etwa im Jahr 1994 stehen geblieben, als Julia noch sporadisch die Klinik besuchte.

Häufig sitze ich in meinem Büro, konzentriere mich auf meine großen Vertragswerke, die ich abends oft spät noch faxen muss, und denke: *»Was macht meine Julia wohl heute?«* Zunächst liegt sie wahrscheinlich bis mittags im Bett. Mal Frühstück, mal nicht, verlässt dann die Wohnung, läuft bei Michael vorbei, trifft ihn mal an, mal nicht, überlegt, wen sie sonst noch kennt, geht vielleicht noch einen Kaffee trinken, wenn sie noch Geld hat, oder kauft sich eine Kleinigkeit, nimmt sich ein Stück Torte oder einen Kartoffelsalat mit, (die Reste finde ich manchmal vor ihrem Bett), geht wieder nach Hause, ist einsam und müde, legt sich aufs Bett, hört Musik, sieht etwas fern. Ich habe immer Herzschmerzen. Sehe täglich meine jungen Kolleginnen in Julias Alter, die nach London, New York,

Indien und wer weiß wohin in Urlaub fliegen und die weder klüger noch schöner noch talentierter sind als Julia. Ich beneide sie nicht um ihre Reisen, aber ich würde mir so sehr für Julia wünschen, dass sie auch so am Leben teilhaben könnte. Einmal fahre ich abends in einen Gesangverein in Mittelstadt, wo ich gleich sehr herzlich aufgenommen werde. Ich bleibe eine Stunde, sehe die Leute und höre mir die Lieder an. Dann weiß ich schon, nein, das ist nichts für Julia. Ein anderes Mal lese ich, dass es eine Laienschauspielgruppe in Mittelstadt gibt und gehe hin. Das war doch früher was für sie, erzähle es ihr, aber kein Interesse. Später kaufe ich ihr einen Block und Malstifte. Früher ging sie häufig mit Mitschülern in eine kleine Kneipe, wo man ihr auch zugesagt hatte, Bilder von ihr aufzuhängen – aber sie malt nicht. Mein kleiner Vogel singt nicht nur nicht, er malt auch nicht mehr.

Ich habe sie nun aber nicht ständig mit solchen Vorschlägen bedrängt, sondern dies geschah über viele Jahre verteilt immer wieder einmal. Ich kann ihr Anregungen geben, aber was kann ich sonst tun? Interesse muss sie haben. Meine Freunde schlagen mir auch solche Dinge vor, aber ich glaube nicht, dass es noch vieles gibt, das ich nicht schon versucht habe. Ich denke an die schöne, große Kirche gegenüber ihrer Wohnung, da muss doch etwas möglich sein.

18. September 1998

Soeben Anruf von Birgit. Die Einladungen zum Klassentreffen werden verschickt, habe ihr Julias Anschrift gegeben. Julia ist im Moment kaum dort. Wenn sie will, kann sie ja Birgit anrufen, ich kann und darf es nicht verhindern. Ich bin traurig ...

Ich habe mich an den Pfarrer der gegenüberliegenden Kirche gewandt, die ich schon lange im Auge hatte, obwohl ich kein Mitglied seiner Gemeinde war. Wir hatten ein sehr schönes Gespräch, denn ich hatte ihm Julias Krankheit und Einsamkeit geschildert und dass sie kaum warmes Essen hätte. In seiner Kirche gab es einen Mittagstisch für Senioren. Er bot mir sofort an, dass Julia dort täglich von etwa 11.00 – 13.30 Uhr (eine gute und nicht lange Zeit! Und sie brauchte nur über die Straße zu laufen) helfen könnte, Mittagessen auszuteilen und selbst mitzuessen. Ich sagte ihm, dass ich für Julias Essen gerne bezahlen würde. Jetzt kam natürlich das große Problem – wie bringe ich es Julia bei? Wenn ich es ihr selbst sagen würde, käme sie sich sofort wieder übergangen und bemuttert vor und würde es ablehnen. Ich überlegte lange, es fiel mir niemand ein, aber es war mir sehr wichtig. Ich rief also, wie er mir freundlicherweise angeboten hatte, abends den Professor in der Klinik an. Er sagte, es gäbe nur drei Möglichkeiten: Es Julia direkt oder einer ihrer beiden Betreuerinnen zu sagen. Ich überlegte lange, glaube, ich machte es auch schriftlich an den Professor mit Kopie an Julias Betreuerin. Irgendwie gelang es gut. Vielleicht hat er doch ein Wort eingelegt. Bei einem unserer nächsten Familiengespräche sprach die Betreuerin die Möglichkeit an, ob Julia vielleicht in der Kirche in ihrer Nähe aushelfen könnte. Julia war sofort begeistert: *»Liebe Frau ..., so was suche ich doch schon lange, Sie sind der erste Mensch, der mir geholfen hat.«* Ich schwieg.

Häufig lud ich sie – gerne auch mit Freund – einmal zum Essen ein und sie sagte zu. Ich kaufte schön ein, machte diverse Salate, die sie gerne isst, deckte hübsch den Tisch ... und sie rief kurzfristig an und sagte ab. Dann beschloss ich jedes Mal, nie wieder zu kochen. Wenn sie mich anriefe, würden wir eben essen gehen. Aber wenn wir dann essen gingen und es häufig nicht einmal gut war und ich die Rechnung erhielt, entschloss ich mich doch wieder zu kochen. Es war ein ewiges Hin und Her. Es konnte geschehen, dass sie mich morgens entrüstet anrief, sie käme nicht, und zwei Stunden später erneut, ich solle doch kommen, sie sei schon angezogen und warte.

Am 16. Januar 1995 war also Julias erster Arbeitstag in der Kirche. Ab da hatte sie regelmäßiges Mittagessen und es bekam ihr sehr. Ich konnte bei ihr sofort eine positive Wirkung feststellen. Sie sagte, es gäbe eine ganz goldige Oma dort, die sie am liebsten mit nach Hause nehmen möchte, und auch einen netten Opa, der zu ihr sagte, sie solle sich doch nicht immer so dunkel anziehen. Sie hatte sich dann eine weiße Jeans gekauft. Ich war sehr glücklich. Julia erhielt jeden Freitag zusätzlich zum Essen noch 50,- DM, das ist nicht viel, war aber selbst verdient. Sie war glücklich und stolz darüber. Die Frauen, die dort arbeiteten, waren natürlich nicht auf dem Gymnasium gewesen und sprachen zum Teil nicht einmal gut

Deutsch, waren aber fest angestellt und fühlten sich Julia überlegen. Plötzlich musste Julia – so erzählte sie – auch die Arbeiten machen, die die anderen nicht gerne taten, wie z.B. Toilette reinigen usw. Wie ich schon befürchtet hatte, es kam der Tag und die Freude war wieder vorbei, Julia hatte keine Lust mehr. Es war schon vorher abzusehen gewesen.

Sie hielt es – wie ich aus meinen Aufzeichnungen ersehe – bis April durch. Das war schon viel für sie. Der Pfarrer war furchtbar lieb, er meldete sich bei mir und bat mich, Julia solle doch einmal zu ihm kommen, er würde gerne von ihr hören, an was es gelegen habe. Ich gab ihr seine Telefonnummer; sie wollte auch anrufen. Ich glaube, sie rief auch einmal an und erreichte ihn nicht. Danach versuchte sie es wohl nicht mehr. Ich schickte dem Pfarrer einen Brief zu Weihnachten und bedankte mich noch einmal. Eine kurze Zeit, in der ich aufgeatmet hatte und sehr erleichtert war, war wieder zu Ende.

24. September 1998

Nehme die alte Akte mit meinen Aufzeichnungen und lese sie auf meinem sonnigen Balkon. Es kommen so viele schlimme Erinnerungen zurück, ich möchte weder weiterlesen noch schreiben ... Telefon! Deine Uroma Henny war heute Morgen in der Klinik, sie weiß schon länger, dass sie Knoten in der Schilddrüse hat, ist gerade zurückgekommen. Es könnte Krebs geben, sie soll wieder operiert werden, und zwar schon Mitte Oktober. Wenn das so ist, wird sie an deiner Taufe im Krankenhaus sein oder schwach zu Hause liegen und dich wieder nicht sehen; sie hat dich seit Februar nicht mehr gesehen, immer, wenn wir dich besuchten, war sie krank oder im Krankenhaus. Könnte ich doch ein einziges Mal etwas genießen, ohne ständig neue Schrecken.

Von der Ärztin in der Klinik, die Julia jetzt bereits in großen Abständen betreute, erfuhr ich, dass Julia den Kontakt zur Klinik abgebrochen habe. Als ich ihre Betreuerin aus der Klinik danach fragte, sagte diese das Gleiche und meinte: *»Vielleicht braucht Julia wieder einmal Abstand, sie hat ja noch ihre andere Betreuerin, die Rechtsanwältin«* (die hatte Julia offenbar auch nicht mehr gewollt, aber das Gericht hatte die Betreuung verlängert), *»die sie etwa alle* *vier Wochen sieht, die wird hoffentlich bemerken, wenn es ihr wieder schlechter geht.«*

Ich machte mir große Sorgen um meine Tochter während des kalten Winters in ihrer ungeheizten Wohnung. Ich hatte mich erkundigt, was der Einbau einer Gasheizung kosten würde – es war sehr teuer. Die Vermieterin war auf meine Frage hin nicht abgeneigt, mir entgegenzukommen und eine Heizung einbauen zu lassen, die ich in jährlichen Raten abzahlen könnte. Julia sollte allerdings als Mieterin selbst vorbeikommen. Ich hatte auch ihre Betreuerin, die Rechtsanwältin, angesprochen und sie vereinbarte einen Termin mit Julia. Julia ließ aber diesen Termin platzen und suchte auch ihre Vermieterin nicht auf. Sie hätte nur ein Formular unterschreiben müssen, um den Rest hätten wir uns gekümmert, aber sie unternahm nichts.

25. September 1998

Samstag. Julia und Louis wollten beide zum Wählen nach Mittelstadt und ich durfte sie fahren. Sie will auch morgen die Wahlsendungen im TV sehen, wenigstens das interessiert sie. Große Teile der Bevölkerung sind mit unserem Kanzler Kohl, der jetzt bereits sechzehn Jahre im Amt ist, nicht mehr zufrieden. Die Unterschiede in Deutschland zwischen Arm und Reich werden größer, aber die Wahl bietet keine tollen Alternativen; sehr viel Unsicherheit.

Gestern haben wir dich besucht. *»Wir«* sind dieses Mal dein Patenonkel Peter und seine Frau Gabi und ich. Es sieht so aus, als ob du nun wirklich an deinem zweiten Geburtstag getauft wirst. Ich hebe dich hoch. Nachts um 4.00 Uhr wache ich mit starken Rückenschmerzen auf, stehe auf und nehme eine meiner speziellen Schmerztabletten (nur bei Notfällen). Will, dass es sich gleich wieder entspannt und einrenkt, jetzt geht es auch wieder. Wenn ich schon einmal alle paar Wochen bei euch bin, will ich dich auch hochheben und auffangen – und dafür muss ich dann büßen. Manchmal hältst du im Spielen und Toben inne und siehst mich ernst an, mit deinen großen, leicht schrägen blaugrünen Augen mit dem großen, braunen Fleck (deren Blick mich an deine Mama Julia erinnert) und ich frage mich, ob du eine Ur-

Erinnerung hast an die ersten Augen, die dich in deinem Leben ansahen, die großen, wunderschönen, beinahe schwarzen Augen deiner Mama Julia, dann die blauen Augen deines Papa Louis und gleich darauf auch meine braunen, älteren Augen.
Es gab einen Moment, ich weiß es genau – es war der 30. November 1997 –, du warst knapp über ein Jahr und deine Pflegeeltern besuchten uns in Mittelstadt in Julias Wohnung – das erste und bisher einzige Mal –, da sah dich deine Mama über den Tisch hinweg tief und intensiv mit ihren dunklen Augen an. Ich fühlte ihre Gedanken, sie sagte zu dir: *»Du bist mein Sohn«*, ich war die Einzige, die ihre stummen Worte hörte – vielleicht auch du? –, denn du warst wie hypnotisiert, konntest den Blick nicht wenden. Niemals werde ich diesen Augenblick vergessen. Und dann packt mich eine tiefe, große Angst – was wird dir deine Zukunft bringen, welche Schrecken werden wir, wirst du, noch erleben, wie kann ich dich beschützen? Aber jetzt sitzen wir gemütlich an eurem Wohnzimmertisch, du isst mein mitgebrachtes Überraschungsei, das alle Kinder mögen. Ich beuge mich zu dir und sage: *»Die Oma-Lilo fährt jetzt nach Hause«*, und du sagst: *»Oma-Lilo nicht nach Hause.«* Du gibst mir dann zum Abschied ganz lieb und zärtlich ein Küsschen (genau, wie früher deine Mama Julia).

10. Oktober 1998

Ich komme mit der Geschichte bis zu deiner Geburt, lieber Fabian, nicht so richtig weiter, die Erinnerungen werden immer schwerer und ich kann auch jetzt nur kurz sitzen. Es gab wieder ausgesprochen schmerzhafte und langwierige Komplikationen mit meinem Rücken. Als ich vor zwei Tagen vom Arzt kam, warf eine junge, weißblonde hübsche Frau gerade einen Brief in meinen Kasten. Sie sprach mich an: *»Kennen Sie mich nicht mehr, Frau Rombach, ich war in Julias Klasse.«* – Klassentreffen! Der Brief ist halb offen, ich muss nach dem Datum sehen und es Julia mitteilen. Er lautet: *»Hast du nicht auch schon lange das Bedürfnis, in alten Zeiten zu schwelgen?! Herauszufinden, was aus der/dem netten Blonden aus dem Mathe-Unterricht geworden ist?«* usw. usw. Wenn Julia gehen will, wird es großen Schmerz für sie bedeuten, selbst wenn nur die Hälfte von dem stimmt, was alle erzählen ... Sie treffen sich in einem Restaurant. Ich muss Julia und Louis Geld für das Essen mitgeben, sie soll ja wenigstens, wenn sie hingeht, nicht ihre Groschen zählen müssen. Uroma Henny hat ihren Operationstermin am Montag meinetwegen vorläufig abgesagt. Ich bin froh, denn jetzt ist sie wenigstens zu deiner Taufe fit, wenn ich wegen meiner Rückenschmerzen nicht kommen kann. Ich will aber alles daransetzen, dass ich es noch schaffe! Gestern Abend habe ich bei euch angerufen. Deine »Schwester« Jutta hat abgenommen und ganz selbstverständlich gesagt: *»Die Oma ist dran.«* Es hat mich sehr glücklich gemacht. Ich bin ja keine richtige Oma, nicht einmal für dich, aber sie haben mich alle adoptiert. Ich habe einfach eine größere Familie bekommen mit vier Enkeln und wenn ich sehe, wie lieb sie dich haben, dann ist es sehr leicht, sie auch alle zu lieben.

13. Oktober 1998

Julia ist in Gedanken immer bei mir. Ihre zunehmende Einsamkeit und Versteinerung, die mein Herz wie mit einem Eisenring umschließt. Ich sehe und höre noch ihr unwiderstehliches Lachen vor ihrer Erkrankung und selbst in den ersten Jahren nach den Klinikentlassungen, als sie noch jung war und Hoffnung hatte, und das jetzt, nachdem man dich ihr weggenommen hat, nur noch ganz selten als müdes Lächeln erscheint. Während und nach ihrem letzten Klinikaufenthalt sprach sie bis zur Erschöpfung von dir. Jetzt hat sie auch ihr Vertrauen zu mir verloren, nachdem sie erleben musste, dass ich nicht um dich kämpfe. Lästige Dinge lässt sie mich nach wie vor erledigen, ich werde sie sicherlich auch wieder zu dir fahren, aber ihre Gefühle vertraut sie mir nicht mehr an.

Das Jahr 1995 näherte sich seinem Ende. Julia hatte einen Brechdurchfall und lag in ihrer kalten Wohnung, während ich im Büro saß und mir große Sorgen machte. Michael war da und hatte ihren Kohleofen im Wohnzimmer angeheizt. Im Sommer war sie – ich weiß nicht genau, wie – mit Louis zusammengekommen, seit einigen Monaten waren sie wohl ein Paar. Mir hatte sie erzählt, dass sie ihn schon während ihrer Jungmädchenzeit hin und wieder in Kleinstadt gesehen hatte. Dann hatten sie sich bei einer gemeinsamen Bekannten zufällig wieder getroffen und sich bald darauf geeinigt, dass Julia die Pille weglassen solle; Louis wolle sie dann heiraten.

Jetzt wollte Julia ihn aber nicht sehen, ich weiß nicht, warum. Ich fuhr jeden Abend bei ihr vorbei und brachte ihr selbst gekochtes Essen, spülte, holte Kohlen aus dem Keller (zum Glück gab es noch ein paar), kaufte Toilettenpapier, Cola, Lebensmittel, nahm Wäsche mit. Ich lief die vier Stockwerke mindestens drei- bis viermal täglich, immer mit Gepäck. Es wäre viel einfacher gewesen, wenn Julia zu mir gekommen wäre. Aber sie wollte partout nicht. Ich war mir nicht klar, ob man sie eventuell in ein Krankenhaus einweisen müsse. Ich bat die Rechtsanwältin (die ja »die Sorge um ihre Gesundheit hatte«) ganz dringend, Julia doch einmal zu besuchen, sie wohnte eine Minute um die Ecke, aber das gehörte offenbar nicht zu ihren Pflichten. Nach einigen Tagen hatte Julia das Schlimmste überstanden, aber die großen Sorgen blieben ...

Am ersten Weihnachtsfeiertag war Julia bei Louis' Eltern zum Essen eingeladen. Als ich sie abholte, sagte sie, es habe kein Essen gegeben. Warum, weiß ich nicht. Hätte ich es gewusst, hätte ich gerne gekocht. Also lud ich sie zu Silvester zum Essen bei mir ein. Am 31. Dezember 1995 hatte ich in Erwartung ihres Besuches meine üblichen Einkäufe gemacht. Es war alles fertig, ich erhielt aber zum ersten Mal seit vielen Jahren keine Nachricht von ihr, nicht einmal ihren üblichen Anruf nach 24.00 Uhr. Am Mittwoch, den 3. Januar 1996, war ich so unruhig, dass ich abends nach dem Büro an Louis' Haus vorbeifuhr. Es war glatt, es lag Schnee und alles war stockdunkel. Ich parkte einen Moment im Dunkeln und hatte Glück. Die Haustür seiner Eltern öffnete sich und Julia kam zuerst heraus, hinter ihr offenbar Louis, den ich noch nicht kannte. Sie lebte – sie lief – sie schien in Ordnung! Glücklich fuhr ich nach Hause. Als ich dort meinen Anrufbeantworter abhörte, war ein Gruß von Julia darauf: *»Hallo, hier ist Julia, ein gutes Neues! Hoffentlich bist du nicht sauer, dass ich mich nicht früher gemeldet habe«* (aha, es interessiert sie noch, ob ich »sauer« bin). *»Vielleicht ruf ich morgen mal an, weiß nicht, wie lange du Urlaub hast. Grüß die Oma.«* Wieder ein Abend gerettet!

Das Jahr 1996 – dein Jahr!

Am Sonntag, den 22. Januar, haben wir – Oma, Peter, seine Söhne und ich – zum ersten Mal Louis kennengelernt – wir waren zusammen mit Julia und ihm essen. Ich fuhr zu Julia, denn ich hatte inzwischen wieder viel Wäsche für sie gewaschen. In ziemlich furchtbarer Aufmachung kehrte sie unlustig mit einem unlustigen Louis den Hof, ausgerechnet am Sonntag – beide, besonders Louis, in ziemlich unmöglichen Klamotten. Ich weiß mit Sicherheit aus meinem Bekanntenkreis, dass andere Eltern ihre Kinder sonntags nicht so zum Essen mitnehmen würden, aber daran habe ich mich schon lange gewöhnt und stehe (auch bei erstaunten Blicken anderer Gäste) längst dazu, denn sonst leidet der Kontakt noch viel mehr – Julia würde sofort gehen.

Am Montag schrieb ich auf: »Ich hatte ein glückliches – weil ruhiges – Wochenende! Wie relativ alles ist. Andere fahren weg, in Urlaub, zu Musicals ... und ich bin schon glücklich – über ein ruhiges Wochenende.«

An einem Sonntag im Februar fahren Oma Henny und ich zu Julia in die Wohnung – wir haben Julia gefragt, sie ist bei Louis, wir dürfen in die Wohnung –, um ihr ein warmes Unterbett unters Betttuch zu legen, Oma befürchtet, dass Julia friert. Sie hat auch ein neues Federbett für Julia gekauft, wir wollen es austauschen. Wir sind stundenlang beschäftigt mit Aufräumen, Spülen, Geschirr aus allen Ecken räumen, übervolle Aschenbecher leeren, überall verteilte angebrochene Getränkeflaschen und -tüten, manchmal mit Schimmel, einzusammeln, packen viel Müll zusammen. Julias Wohnung ist unbeschreiblich, bis zum Rand vollgestopft. Sie hat sich einen Stuhl ohne Sitz mitgebracht, eine kleine alte Holztruhe, einen großen dreiteiligen Spiegel (unbenutzt in einer Ecke), wie sie früher in Schlafzimmern auf Kommoden standen, allerdings ohne die Kommode. Auf der Spüle und Waschmaschine befinden sich dicke Farbkleckse, irgendetwas hat sie gestrichen. (Ich will es nicht weiter ausführen, aber das ist bei psychisch kranken Menschen, gleich ob jung oder alt, ein bekannter Zustand.) Einmal schreit sie Oma Henny am Telefon an: *»Ich bin 20* (sie ist fast 29)*, du bist 80 und Ihr habt mir nichts zu sagen. Es wird Zeit, dass du wegkommst.«*

Einmal bedankt sie sich sogar, dass wir ihr so schön aufgeräumt haben, denn sie sieht kein Land mehr – ihre Stimmungen und ihr Krankheitsbild sind sehr schwankend.

Prof. Finzen schreibt in seinem Buch »Schizophrenie – Die Krankheit verstehen«:

Ambivalenz, Nicht-Wollen-Können

Es ist eben nicht so, dass ein großer Teil der Kranken an Willensschwäche leidet. Vielmehr sind das Wollen und das Wollen-Können selber erkrankt. Soziale Verpflichtungen treten außer Kraft, weil sie nicht erkannt werden oder nicht als wichtig wahrgenommen werden, weil aufgrund der Erkrankung nichts mehr wichtig ist oder weil Ambivalenz besteht. Aufgaben werden nicht erfüllt, weil man ihnen affektiv gleichgültig gegenübersteht, weil die früher vorhandene Motivation darniederliegt, weil Zielvorstellungen nicht mehr ins Auge gefasst oder nicht mehr realisiert werden können. Wer das Abreißen oder den Entzug der eigenen Gedanken erlebt, kann weder wollen noch handeln.

Wer Ambivalenz erlebt, ist im Denken und Handeln hin- und hergerissen. Dabei ist es wichtig hervorzuheben, dass die Ambivalenz bei Schizophrenen sich von jener bei Gesunden oder bei persönlichkeitsgestörten Menschen unterscheidet. Bei ihnen besteht der Ambivalenzkonflikt darin, dass den Betroffenen nicht klar ist, für welches von zwei gegensätzlichen Gefühlen oder Strebungen sie sich entscheiden wollen. Bei der psychotischen Ambivalenz stehen die gegensätzlichen Gefühle und Strebungen weitgehend beziehungslos nebeneinander. Lachen und Weinen, Liebe und Haß, Wollen und Nicht-Wollen, Angst und Glück bestehen nebeneinander und gleichzeitige Gefühle und Strebungen blockieren einander, ohne dass die Kranken sich dessen bewusst sind. Die Neurotiker erleben den Ambivalenzkonflikt. Die Psychosekranken können durch ihre Ambivalenz gelähmt sein, ohne dass sie sich eines Konfliktes bewusst sind. Andererseits kann die Lähmung zum Anlass von Hoffnungslosigkeit und Verzweiflung werden.

Wer als Psychosekranker in seinen sozialen Funktionen versagt, dem nützt der gute Rat wenig, er möge sich doch zusammen-

reißen. Wenn er am Morgen nicht aus dem Bett kommt, weiß er möglicherweise, dass er aufstehen sollte. Aber er kann nicht wollen. Letztlich fällt das morgendliche Aufstehen vielen Gesunden schwer genug. Wenn er nicht zur Arbeit erscheint, wenn er Verabredungen und Termine nicht einhält, gilt das Gleiche. Aber dieses Versagen im Erfüllen von sozialen Aufgaben führt letztlich dazu, dass er aus seinem sozialen Gefüge und am Ende aus dem sozialen Netz fällt.

Das Nicht-Wollen-Können wird auch zum schwerwiegenden Behandlungs- und Rehabilitationshindernis. Die Kranken halten Behandlungs- und Nachsorgetermine nicht ein. Sie brechen scheinbar die Behandlung ab. Aber dahinter steht kein Willensakt, denn sie können auch das nicht wollen. In dieser Situation muss das traditionelle Behandlungssystem versagen, in dem die Kranken aktiv den Arzt aufsuchen, in dem es als standeswidrig gilt, wenn der Therapeut den Klienten ohne eine klare Willensäußerung von seiner Seite aufsucht. Schizophrene Kranke mit einer Störung des Wollens und des Handelns bedürfen der aufsuchenden Hilfe.

Eines Tages bat mich Julia um einen größeren Geldbetrag. Sie hatte sich zu einem Buchhaltungskurs bei der Volkshochschule angemeldet. Ich bin immer froh, wenn sie sich selbst zu etwas aufraffen kann. Buchhaltung hätte sie früher überhaupt nicht interessiert, so etwas »Spießiges« lag ihr nicht. Ich bin auch froh, wenn sie unter Leute kommt, und hoffe, dass sie vielleicht einmal eine Freundin findet. Wie sich erst später herausstellte, ging dieser »Kurs« nur an einem Samstag von morgens früh bis 17.00 Uhr abends. Es waren insgesamt drei Leute dort und Julia bekam eine Teilnahme-Urkunde, die sie immer noch bei ihren Zeugnissen in dem dafür bestimmten Fach der antiken Kommode von Oma Henny hütet. Sie sagt, dass sie jetzt Buchhalterin ist.

Wenn wir mal zusammen durch die Stadt gehen, kann ich ihr schwer etwas abschlagen. Sie hat gar keine Beziehung zum Geld, denkt, ich verfüge über unendliche Quellen, und wahrscheinlich, wenn ich mal etwas sage, dass ich geizig sei oder ihr nichts gönne. Es ist so furchtbar schwer, wenn man nicht über einfachste Dinge sprechen kann – von einer Buchhalterin weit entfernt.

Seit 1992 habe ich mehr oder weniger regelmäßig den Angehörigen-Treff alle vierzehn Tage donnerstags in der Psychiatrie besucht. Zwei oder dreimal holt mich Julia, als es ihr besser geht, im Sommer sogar dort ab. Ich sehe, dass es auch hier Neid gibt, Julia erscheint so fit und sieht so gut aus. Nach zehn Jahren und mehr Leben mit der Krankheit erträgt man in der Gruppe kaum noch die Ausbrüche der hinzukommenden Mütter, die verzweifelt sind über abgebrochene Berufsausbildungen und noch die Ängste und Hoffnungen haben wie wir auch vor vielen Jahren und von denen wir uns nach und nach verabschieden mussten. Wir können nicht raten und wir wollen nicht desillusionieren. Auch über Heimplätze und Ausbildungsmöglichkeiten (sehr eingeschränkt, schon gar nicht künstlerisch) lohnt es nicht, viel zu reden, wenn unsere Kinder nicht daran interessiert sind und alles ablehnen.

Die Nachricht

Am Freitag, den 6. März 1996 – ich hatte frei und erstmals seit Wochen nichts vor – klingelte das Telefon. Eine fröhliche Julia fragte, ob sie mich mit dem Bus besuchen dürfe, das Wetter sei schön, sie wolle laufen. Das geschieht so selten, dass ich Schlimmes ahne. Sie kommt, ist blass, wie meistens (zu viele Zigaretten). Ich sage später zu ihr: *»Du schläfst sicher auch erst spät?«* und sie antwortet: *»Manchmal ist es drei Uhr nachts. Louis hat das Gerät (Computer, Fernseher?) so laut, ich kann dann auch nicht schlafen.«* In diesem strengen Winter ist sie viel bei ihm. Sie sagt, er habe den ganzen Tag mit ihr im Bett gelegen und der Lehrer aus dem EDV-Kurs habe seine Mutter angerufen, dass Leo wieder kommen solle. Er hat Abitur gemacht und ein Maschinenbaustudium begonnen, aber vorzeitig (irgendeine Prüfung vermasselt) abgebrochen; ich weiß nichts Genaues. Dann begann er diese Computer-Umschulung über das Arbeitsamt, nach den Anrufen seines Lehrers geht er auch zur Schule zurück. Louis ist 34 Jahre alt und der zukünftige Vater, denn das ist es, was Julia mir heute sagen will – sie bekommt ein Baby und will es auch haben, *»bevor ich alt und faltig bin«*, sagt sie.

Ich gestehe es dir, mein lieber Fabian, in mir ist alles tot, ich habe nicht einmal mehr Kraft genug, um Angst zu haben. Sie sagt auch: *»In vier Jahren gehst du ja in Rente, kannst du nicht in Frührente gehen? Ich suche mir dann einen Halbtagsjob.«* (Einen Halbtagsjob, ausgerechnet jetzt, wo das Baby kommen soll?) So redet sie.

Ich bin lieb zu ihr, drücke sie an mich. Ich würde ja selbst gerne auf ein Wunder hoffen, aber ich habe zu viel gesehen und erlebt ... und dann dieser Vater! Sie sagt auch: *»Vielleicht heiraten wir im 8. Monat oder so ...«* Sie will auch eine größere Wohnung von ihrer Vermieterin haben. *»Mit dem Baby kann ich nicht in der kalten Wohnung bleiben.«* Vieles, was sie sagt, ist sehr vernünftig, anderes sehr wechselhaft, unrealistisch, chaotisch und verwirrt.

Mein Kopf schwirrt. In einem Moment denke ich: *»Jetzt ist es so weit, ich springe von einem hohen Turm«*, wünsche mir nur noch Ruhe und Schlaf. Dann wieder denke ich: *»Kann ich Julia mit dem Baby zu mir nehmen?«* Aber davor hatte ich doch schon ohne Baby Angst, weiß doch, wie es gelaufen ist. Das Baby würde nachts schreien, sie wäre zornig, wenn sie geweckt würde – wenn sie es nicht gar schon mir überlassen und, wie früher, ausgegangen wäre. Morgens könnte ich nicht zur Arbeit fahren, ob sie da wäre oder nicht; sie würde es nicht schaffen, es zu versorgen. Ich denke, ich muss Dr. H. anrufen, unseren Frauenarzt, weiß aber, das bringt gar nichts. Ich denke, ich muss den Professor in der Psychiatrie anrufen; weiß, das bringt auch nichts. Was soll er tun, alle Entscheidungen trifft Julia, sie ist volljährig. Rufe ihre noch verbliebene Betreuerin, die Rechtsanwältin, an. Sie ist entsetzt. Sie *»will sich darum kümmern«*, ich weiß nicht so genau, was sie damit meint. Fahre noch am gleichen Nachmittag zur Uroma Henny, will es ihr nicht am Telefon sagen. Oma bekommt natürlich wieder hohen Blutdruck, meint dann aber: *»Vielleicht geschieht ja ein Wunder und es wird besser.«* An ein Wunder möchte ich auch so gerne glauben. Wie gerne hätte ich eine gesunde Tochter, einen lieben Schwiegersohn und würde glücklich meinen Enkel begrüßen ...

Ein unvergesslicher, schrecklicher Tag – Julias 29. Geburtstag

Ich glaube, Julias sämtliche Geburtstage nach ihrem Auszug waren einsam und traurig. Ihren direkten Geburtstag will sie immer mit Freunden feiern (was ich verstehen kann, nur hat sie meistens keine), entweder damals bei Michael, wo vielleicht ein paar Fußballfreunde und ein Pärchen kamen, am Wochenende vielleicht mit Familie. Ich verstehe das gut und wünsche es ihr, backe ihr immer einen Kuchen und frage sie auch, ob ich ihr Frikadellen, belegte Platten oder Salate machen darf. Sie will das nicht, ist ja erwachsen und will ihre Feier selbst ausrichten. Später erfahre ich dann oft, dass die Geburtstage nicht so gut gelungen sind. Es kommen nur wenige Freunde, manchmal niemand. Manchmal, wenn sie gerade keinen Freund hat, verbringt sie ihn ganz alleine in ihrer Wohnung (sagt mir aber, dass sie eine Party feiert). Sie hat jedenfalls kaum Freuden und es tut mir, wie so vieles, sehr weh.

Ich möchte nicht, dass sie auch an diesem 29. Geburtstag und noch dazu schwanger wieder so alleine und einsam ist. Ich überlege. Bei Oma und mir ist es ihr zu langweilig. Peter ist ihr Idol. Peters Sohn Alexander hat am 6. März, drei Tage vor ihr, Geburtstag. Peters Söhne sind in einem Alter, in dem sie auch nicht mehr brav mit zur Oma Henny oder zu mir kommen wollen; auch bei ihnen kommen Freunde vorbei. Frage also Peter und seine Frau Gabi, ob sie einverstanden sind, wenn wir Julias Geburtstag dieses Mal bei ihnen zusammen mit Alexander feiern. Sie sagen Ja.

Ich hole Julia und Louis also bei ihm zu Hause ab, die Uroma habe ich bereits im Auto, und wir fahren zu Peter. Im Auto zieht Julia ein kleines Ultraschallbildchen von dir, Fabian, aus ihrer Tasche und sagt: *»Willst du mal mein Baby sehen?«* (nur ein kleines schwarzes Pünktchen, dritte Woche, 2,5 mm) und gleich darauf: *»Jetzt freue ich mich auch!«* Das heißt, sie freut sich, weil sie es heute stolz ihrem Peter, Gabi und allen verkünden will – eine tolle Nachricht: *»Ich bekomme ein Baby«*! Kindlich erwartet sie viel Freude und Lob.

Peter nimmt solche Dinge stets sehr gelassen (kann er ja auch). Gabi explodiert. Ob Julia wisse, was sie ihrer Mutter und Oma antut. Ob ihr klar sei, wie viel Aufmerksamkeit ein Baby braucht, wie es ist, wenn es krank wird. Julia kommt gar nicht richtig mit, für sie ist es, als ob sie eine Puppe bekommt. Julia sagt: *»Dann müssen wir uns einen guten Arzt suchen.«* Sie ist ganz ruhig (äußerlich), Oma und ich sind ganz außer uns, sie tut uns furchtbar leid. Auch ich habe große Angst vor dem, was auf uns zukommt, und weiß nicht, wie alles werden wird, aber Gabi ist davon gar nicht betroffen, es wird nichts von ihr erwartet. Still und traurig essen wir noch halb im Stehen ein Stück Kuchen und fahren nach Hause, Julia wieder mit zu Louis. Das war ihr 29. Geburtstag, den ich ihr zu einem schönen kleinen Erlebnis im Kreis ihrer Familie machen wollte, schöner als ihre vorherigen ...

Ihren 30. Geburtstag, nachdem man dich ihr weggenommen hatte, verbrachte sie in tiefer Psychose und noch viel trauriger. Einmal muss doch auch für sie wieder die Sonne scheinen.

Uroma Henny lädt Julia und Louis fürs kommende Wochenende zum Essen ein. Sie kocht viel und sehr gut, aber sie kommen nicht. Oma hat viel übrig. Wir packen alles, wie oft, in große Taschen und fahren von Großstadt nach Mittelstadt und zunächst bei Louis vorbei. Zum ersten Mal begegnen wir Louis' Mutter, deiner Oma Elfriede. Sie ist sehr dick, trägt einen langen braunen Frotteestrechbademantel und hat aufgelöstes, sehr langes Haar. Sie hat ein liebes Gesicht mit blauen Augen und du siehst ihr sehr ähnlich. Wenn wenigstens sie noch fit wäre. Sie sagt: *»Schlimm ist es ja immer, wenn Julia nachts um ein Uhr wegrennt und Louis hinterher.«* (Das hat er aber nicht lange getan.) Daran erinnere ich mich noch mit Entsetzen aus ihrer schlimmen Zeit bei mir und auch bei Uroma Henny. Louis öffnet uns. Wir stellen unsere sämtlichen Lebensmittel auf den Küchentisch und gehen kurz die dunkle, enge Treppe nach oben. Julia liegt apathisch auf dem Bett und ist nicht besonders erfreut, uns zu sehen, und wir gehen schnell wieder.

In meinen damaligen Aufzeichnungen lese ich:
»Ich denke ständig an Julia – und an das Baby. Wie wird es weitergehen (oder enden)? Totale Verwahrlosung? Wird man ihr ihr Kind wegnehmen? Wird sie dann noch mehr leiden? Ich wage nicht zu hoffen (und kann auch nicht glauben, wenn ich so in ihr Leben und ihre Wohnung sehe), dass es gut gehen könnte. Und dann die

Armut! Wird das arme Kind (und Julia auch) immer zurückstehen müssen hinter anderen? Lieber Himmel, ich kann nicht mehr zur Ruhe kommen, fühle mich furchtbar. Brauche jemanden, der mir hilft (und damit ihnen), aber wer? Es ängstigt mich, dass sie nicht genug isst, dass sie raucht, dass sie schwach ist und schon so schwach in diese Schwangerschaft hineingeht, dass Louis vielleicht letztlich doch nicht verständnisvoll genug ist, dass sie Angst vor und Schmerzen bei der Geburt hat, dass das Baby nicht gesund sein könnte ...«

In meiner Angst und Hoffnungslosigkeit gebe ich in einer großen Großstädter Tageszeitung folgende Anzeige auf:

> »**Hilfe**. Gibt es einen liebev. einsamen Mann, der mir hilft, meinen Enkel großzuziehen u. mir u. meiner kranken Tochter in jeder Hinsicht beizustehen? Ich bin 56/170, dkl. Typ, m. Herz, Hirn, Humor, gebildet, sehr weiblich, häusl., treu, sehr verzweifelt und habe auch viel zu geben. Zuschriften ...«

Wie naiv und kindlich von mir, hatte mir tatsächlich vorgenommen, »den ersten Besten« zu nehmen, der uns Geborgenheit in einem Haus geben könnte, in dem wir alle – räumlich getrennt und doch zusammen – leben und für dich und deine Mama sorgen könnten. Louis natürlich mit dir und Julia zusammen. Habe ich wirklich gehofft, einen älteren, gepflegten und gebildeten Mann zu treffen, den ich auch noch respektieren (gar mögen) könnte? Vielleicht brauchte ich diese Träume und sie hielten mich aufrecht. Aber wer in einer Zeit des Jugend-, Reise- und Fitnesswahns sollte sich wohl für eine solche Anzeige interessieren, die meiner nackten Verzweiflung entsprang? – Ich hätte es mir denken können, die Zuschriften waren »ohne Worte« und deshalb möchte ich hier keine weiteren darüber verlieren.

Samstag, 23. März 1996, wieder, wie häufig, mit Wäsche und Lebensmitteln bei Louis vorbeigefahren. Julia sagt, dass sie mit Louis bei ihrer Vermieterin war wegen einer größeren Wohnung; sie müsse noch zum Sozialamt (sie meint Wohnungsamt) gehen. Als sie in den nächsten Wochen nichts weiter unternimmt, fahre ich irgendwann selbst zum Wohnungsamt und melde sie auch dort noch wohnungssuchend. Bitte auch Louis, der mich zur Tür bringt, mit ihr in eine Schwangerschaftsgymnastik zu gehen und regelmäßig zum Arzt. Seine Umschulung ist im Juni zu Ende, dann hat er Zeit. Auch am Sonntag bringe ich Essen von der Uroma Henny vorbei. Draußen ist ein wunderschöner Tag, Sonnenschein, Julia sitzt im Nachthemd vor dem Fernseher (es ist 15.00 Uhr).

An einem Samstag im April rufe ich sie in ihrer Wohnung an. Ihre Stimme klingt so schwach, dass ich es nicht aushalte, wieder meine üblichen Tüten nehme und zu ihr fahre. Sie ist ungnädig, nimmt mir die Tüten ab und schließt gleich wieder die Tür. Trotzdem fahre ich am Sonntag bei Louis vorbei und bringe ihr Verschiedenes. Sie ist ganz zerstreut – wie auf einer Wolke – küsst mich ganz unerwartet und kichert unmotiviert. Ihr Verhalten erschreckt mich, zu Hause weine ich.

Julia sagt eines Tages beiläufig, sie sei auf dem Gericht gewesen, sie habe jetzt keine Betreuerin mehr (was nicht stimmt). Sie müsse wieder mal ans Gericht schreiben, *»damit du nichts mehr über mich zu bestimmen hast.«* Sie ist jetzt häufig in ihrer Wohnung, läuft Louis weg (auch nachts); Louis läuft dann offenbar zu seiner Mutter, ist traurig und beklagt sich, seine Mutter hat dann wiederum Angst, dass er seine Umschulung nicht abschließt.

Ich telefoniere mit einer Ärztin vom Gesundheitsamt, die ich in meiner Not schon vor Jahren angerufen und um Rat gefragt hatte. Sie bittet mich um einen Besuch. Sie bestärkt mich, die Betreuerin und die Behörden auf Julias Zustand aufmerksam zu machen. Es könne ja bei Julia eine Schwangerschaftspsychose oder Schlimmeres auftreten; man könne sie in diesem Zustand nicht alleine lassen. Es gäbe ja auch Einrichtungen für Mutter und Kind, wo sie einen Zeitplan lernen könnte. Notfalls, wenn sie nicht freiwillig dazu bereit wäre, müsse man sie etwas unter Druck setzen. Ich sage ihr, dass ich große Angst hätte, dass man Julia das Baby wegnehmen würde und sie dann total durchdrehe. Die Ärztin hat selbst kranke Verwandte und weiß genau, wovon sie spricht. Erstmals seit langer Zeit gehe ich etwas getröstet nach Hause, vielleicht gibt es ja einen Weg mit der Mutter-Kind-Betreuung.

Am Montag telefoniert Oma Henny mit Louis' Mutter und erfährt, dass er heute mit ihr zum Frauenarzt gehen will. Julia sagt, am Anfang habe er mal vom Heiraten gesprochen und dann nie mehr. Wir wissen nicht, ob sie deshalb so wütend auf ihn ist, sie ist ja so wortkarg. Ich tröste sie und sage: *»Männer sind so, wenn er es einmal gesagt hat, denkt er jetzt nicht mehr darüber nach. Außerdem hat er jetzt viel mit seiner Schule, Lernen und Prüfungen zu tun.«* Was soll ich sagen, um sie zu trösten?

Als ich einige Tage später abends Uroma Henny anrufe, sagt sie, sie habe mit Julia telefoniert und sie gefragt, ob Louis mit beim Frauenarzt war. Nein, er war nicht mit, aber sie hätten nachmittags zusammen eine Cola getrunken. Er sei schon einige Tage nicht mehr in der Schule gewesen, auch nicht zu Hause. Merkwürdig. Sie habe eine leichte Blutung gehabt und sei beim Arzt gewesen. Es sei alles okay, aber er habe gesagt, wenn es noch einmal passiere, müsse sie ins Krankenhaus. Ich frage Julia, ob sie nicht vielleicht doch eine Schwangerschaftsgymnastik machen möchte, es wären ganz leichte Übungen und sie würde dort auch andere Mütter kennenlernen. Sie denkt einen Moment nach, scheint nicht abgeneigt, sagt aber dann: *»Das weiß ich doch schon alles«* bzw. *»das kann ich doch schon alles«*. Das ist so ihre wechselhafte Selbsteinschätzung. Manchmal hat sie so viele Ängste und Komplexe und dann wieder beinahe Größenwahn. Auch das ist ganz bezeichnend für ihre Erkrankung.

Am nächsten Samstag fahre ich mit warmem Essen zu Julia. Anschließend legt sie sich sofort hin, sie sieht aus wie der Tod. Plötzlich sagt sie: *»Ich habe schon wieder Blutungen.«* Ich erschrecke, so kann ich sie nicht liegen lassen. Kann aber auch nicht sagen: *»Lass mal sehen«*, das wäre zu intim, ich muss immer vorsichtig sein. Ihr Arzt hatte ja gesagt, beim nächsten Mal müsse sie ins Krankenhaus. Sie ist einverstanden, dass ich einen Krankenwagen rufe. Im Krankenhaus nimmt ein junger Arzt Julia mit zum Ultraschall. Als sie zurückkommen, sieht er unfreundlich aus, verabschiedet sich weder von ihr noch von mir. Ich bitte Julia, auf mich zu warten, und laufe dem Arzt hinterher, um zu fragen, was mit Julias Blutung sei. Er antwortet unwirsch, sie habe überhaupt nicht geblutet, es wäre besser, wenn sie in der Psychiatrie behandelt und nur im Notfall von dort eingewiesen würde. Gehe zu Julia zurück, sie ist unbeteiligt, verspricht zu warten, bis ich mein Auto hole. Vor dem Krankenhaus überrede ich sie noch einen Moment auf einer Bank in der Sonne zu sitzen. Ganz vorsichtig frage ich: *»Julia, möchtest du das Baby denn wirklich haben?«* (Ja, Fabian, ich gestehe es, das habe ich wirklich gesagt.) Sie springt wutentbrannt auf, schreit ganz laut zornige Flüche und Verwünschungen, die ich nicht richtig verstehe, und rennt davon.

Schon zu Hause hatte sie mir gesagt, mit Louis sei Schluss. Sie habe ihm gesagt, dass sie Blutungen habe, der Arzt habe ihr Verkehr verboten, da habe er seinen Schlüssel verlangt und sei gegangen. Ich fahre dann bei Louis vorbei. Er öffnet und sieht mich an wie ein Gespenst. Will mir Tee kochen und ich bleibe ausnahmsweise. Er sagt, er habe auch schon einen Brief bekommen, dass er unterhaltspflichtig sei, und: *»Ich lasse Julia nicht im Stich, vielleicht will sie mich ja auch nicht mehr.«* Was für ein Desaster.

Am Montag ist es sehr hektisch im Büro. Trotzdem rufe ich zwischendurch, wie verabredet, die Ärztin im Gesundheitsamt an. Sie sagt, der Richter sei informiert. Julia müsse – wenn nicht schon früher – sicherlich einige Wochen vor der Entbindung in die Psychiatrie und von dort ins Krankenhaus eingewiesen werden. Anschließend *»müsse man mal sehen«*. Sie ist schockiert, als sie hört, dass Julia den Schlüssel zu meiner Wohnung hat. Den müsse ich ihr abnehmen bzw. das Schloss austauschen lassen. Ich müsse mit Julia *»ganz klare Linie ziehen«* und ihr sagen, dass ich das Kind (und sie) nicht betreuen könne. Ich bin so verzweifelt. Julia versteht das doch nicht, sie denkt, ich liebe sie nicht. Stelle mir vor, sie will in meine Wohnung und ihr Schlüssel passt nicht, ich könnte weinen bei dem Gedanken. Das kann ich ihr doch nicht antun. Meine Tochter bekommt ihr erstes Kind und ich kann und soll ihr nicht helfen und sie lässt sich ja auch nicht, wie andere Töchter, helfen. Ich habe gar keine Kraft und Konzentration mehr. Versuche ihr über die kommenden Monate immer wieder ganz vorsichtig klarzumachen, dass ich mich nicht in der Lage sehe, nochmals alleine ein Kind großzuziehen. Offenbar habe ich doch schon einmal versagt (und wenn man es mir hundertmal anders sagt!) – noch ein zweites Mal kann ich das nicht mehr. Aber so weit komme ich bei Julia gar nicht, sie versteht mich nicht halbwegs.

27. Oktober 1998
Julia hat viel Angst vor ihrer Berufsfindungsmaßnahme in Unterstadt, die zwei Wochen dauern soll, Beginn 30. November – sie soll da im Internat bleiben und ich sie nur am Wochenende abholen. Hat auch wieder ein Formular auszufüllen, das belastet sie ganz furchtbar. Ich lese es und sehe zum Glück noch, dass wir ein Attest brauchen. Suchen unseren alten Hausarzt auf, der Julia schon seit ihrem 5. Lebensjahr kennt und auch Hausbesuche machte, wenn sie krank war – er hat Julia viele Jahre nicht gesehen. Sie braucht eine Bescheinigung, dass sie *»internatsfähig«* ist, der Anreiseweg morgens und abends wäre zu viel für sie. Er kann es nicht fassen, wie gut sie aussieht. Alle denken immer, man müsste ihr die Krankheit ansehen. Habe auch unsere alten Impfpässe mitgenommen. Er ist entsetzt, über zehn Jahre keine Impfung mehr. Er will uns gleich gegen Diphtherie und Tetanus impfen (ich bin einverstanden und sehr froh, wer weiß, wann Julia wieder einmal mitkommt) und lässt uns Polio-Tropfen schlucken (gerade jetzt, wo sie unter viele Menschen kommt). Er sagt Julia wiederholt, wie froh sie sein kann, so eine Mutter zu haben. Sagt noch: *»Sie müssten ihr die Füße küssen.«* Es ist mir peinlich, zu meiner Überraschung nickt Julia leicht. Hält ihr auch noch einen kleinen Vortrag, wie wichtig gerade heute ein Beruf ist (arme Julia, nicht einmal er versteht die Krankheit). Julia meint, es gäbe Mitpatienten, die eine Erwerbsunfähigkeitsrente beziehen. Er meint, *»ja, vielleicht, wenn ihnen die Beine fehlen«*. (Julia meint später zu mir: *»Er weiß nicht, dass mir der halbe Kopf fehlt«* – und lacht; ich muss auch lachen, wie sie manchmal mit ihrer Krankheit umgeht und bin doch innerlich tief getroffen). Ich werde die Papiere dann selbst im Arbeitsamt vorbeibringen, damit alles klappt. Es kann auch sein, dass sie gar nicht hingeht, sie träumt nachts schon davon. Angst vor vielen Menschen und Anforderungen. Ihr fehlt nicht die Intelligenz, sondern die Kraft zur Konzentration über viele Stunden. Und dann ihre übergroße Angst vor Anforderungen. Tiefe Ängste und große Verletzlichkeit sind Hauptmerkmale ihrer Krankheit
Es bleibt wenig Zeit für deine Geschichte. Immer die Angst, dass mir keine Zeit bleibt, dass wieder etwas passiert – mit der Uroma, mit deiner Mama Julia, mit mir.

Ende April fahre ich bei Julias Vermieterin vorbei. Hoffe, dass ich die ältere Dame antreffe, der Julia ihre Wohnung verdankt. Der Sachbearbeiter, den ich schon kenne, sagt: *»Was wollen Sie denn hier, Ihre Tochter ist volljährig und erwartet ein Baby* (als wenn ich das nicht wüsste). *Sie war mit ihrem Lebensgefährten hier.«* Ich sehe in seinem Gesicht, was er denkt: Louis, verschlampt, verpickelt, mit strähnigen Haaren und dünnem Pferdeschwanz ... Aber ich muss freundlich sein, ich bin auf ihn angewiesen, immer wieder – schlechte Karten. Ich bitte ihn, Julia möglichst zu einer Wohnung in der Innenstadt mit einem kleinen Balkon zu verhelfen – vielleicht kann sie das Baby wenigstens mal auf den Balkon stellen. Er sagt, sie hätte auch Anspruch auf eine Sozialwohnung, sie (oder ich) müsse sich einen Antrag vom Wohnungsamt für den sozialen Wohnungsbau holen, er würde diesen Antrag ebenfalls benötigen (als sie einzog, brauchte sie ihn nicht, sie wohnt doch noch dort – wollen sie Julia loswerden? – Neue Sorgen ...).

Als Julia dann wieder wochenlang nichts unternimmt, besorge ich den Antrag. Muss noch ein zweites Mal hin. Habe alles ausgefüllt, brauche aber noch Julias Unterschrift – nichts zu machen. Neue Schwierigkeiten. Habe Julias Frauenarzt angerufen, er ist sehr nett und unterhält sich etwa eine halbe Stunde mit mir. Er sagt, seine Sprechstundenhilfen sähen Julia jeden Morgen und Abend auf einer der »Berber«-Bänke vor der Praxis sitzen. Ich sehe sie vor mir, zu einsam in ihrer Wohnung, verwirrt und verloren, auch einsam auf ihrer Bank, tief in sich versunken. Was kann ich nur tun? Er meint, sie habe so eine *»läppische Oberflächlichkeit«*, man könne nicht zu ihr vordringen. Wenn man sie etwas frage oder ihr etwas sage, würde sie aus dem Fenster sehen und antworten *»schönes Wetter heute«*, oder so in der Art. Er meint, es wäre gut, wenn sie in die Psychiatrie eingewiesen würde.

Die Stimmung kann leicht depressiv sein; häufiger ist sie durch Apathie und Zurückgezogenheit gekennzeichnet, gelegentlich unterbrochen durch Anwandlungen von Humor oder Scherzhaftigkeit. Der Patient lächelt oft in Situationen, in denen es völlig unangebracht erscheint. So kann beispielsweise eine Frage ein damit unvereinbares Lächeln statt einer verbalen Antwort hervorrufen. Obwohl Hebephrene manchmal logisch denken kön-

nen, ist ihr Denken weitaus häufiger unzusammenhängend, abschweifend und konfus. (Silvano Arieti)

Rufe in der Psychiatrie an und frage: *»Was ist, wenn ich es schaffe, dass sie freiwillig einfach mal vorbeikommt?«* (glaube ich sowieso nicht) Man sagt mir, die Ambulanz sei bis 15.00 Uhr besetzt, ich müsse dann in den ersten Stock zur Aufnahme, wenn ein Bett frei wäre, könne sie bleiben ... Wenn ich es wirklich schaffen würde, Julia hinzubringen und die Ambulanz wäre geschlossen, würde Julia nicht mit mir in den ersten Stock kommen, ich kenne sie. Ich bin so verzweifelt; sie hat doch eine Betreuerin. Die unternimmt allerdings nichts. (Julia ist nicht gefährdet!) Was tue ich nur?

Manchmal erlebe ich Julia ganz verwirrt, dann wieder ganz klar – ein unbeschreiblicher Zustand. Meine Nachbarin, eine ältere Pfarrerswitwe, wirft mir regelmäßig ein Kirchenblättchen ein mit tröstenden Bibelsprüchen. Heute wieder einer, *»dass ER mich nicht vergessen hat«*, habe aber sehr häufig das Gefühl, dass ER sich für unsere Ängste und Sorgen nicht interessiert, hat wohl auch zu viel zu tun mit dieser Welt.

Ich rufe die Sachbearbeiterin im Gesundheitsamt an. Sie ist sehr nett. Julia habe ans Amtsgericht geschrieben (solche Dinge tut sie manchmal, schließlich war sie auf dem Gymnasium und kann sich ausdrücken, sie schreibt kurz, mit kindlicher Schrift), dass sie keine Betreuerin mehr wolle. Das trifft sich gut, meint die Sachbearbeiterin, der Richter habe nun einen Termin anberaumt, bei dem sich alle treffen würden. Der Richter, Julia, ihre Betreuerin, die Sachbearbeiterin vom Gesundheitsamt und ein Amtsarzt. Möglicherweise würde man sie gleich dort behalten. Wenn sie nicht erscheinen würde, wolle man kurzfristig bei ihr einen Hausbesuch anberaumen.

Inzwischen werde ich aus der Praxis vom Frauenarzt angerufen, sie brauchen Julias Krankenversicherungskarte, sie kann sie nicht finden. Ich fahre in der Praxis vorbei, denn inzwischen habe ich eine zweite Karte beantragt und erhalten, die ich ständig dabei habe und auch häufig brauche. Der Frauenarzt meint erneut, es wäre dringend, dass Julia in die Klinik komme. Manchmal mache sie ihre regelmäßigen Kontrollbesuche, manchmal komme auch Louis mit, mitunter sprächen seine Helferinnen Julia auf der Bank vor der Praxis an und nähmen sie gleich ohne Termin mit zur Untersuchung. Am Wochenende koche ich frischen Spargel, nehme Lachs mit und fahre zu Julia. Ich stelle alles auf den Küchentisch, Julia entreißt es mir wütend und schreit: *»Verlass sofort meine Wohnung!«*

Ich sage noch: *»Ich geh ja schon ...«* Julia kippt das ganze Essen auf ein Küchentuch, knäult es zusammen und wirft es mir nach. Es landet im Flur hinter ihrem Telefonschränkchen.

Dann erfahre ich, dass Julia sich eine Wohnung »auf dem freien Markt« über eine Zeitungsanzeige angesehen hat. Halte große Ängste aus, dass sie ihre immerhin doch sozial geförderte Wohnung aufgibt und einfach, ohne nachzudenken (wie mit ihrem Auto), in eine teure Wohnung einzieht.

Einen Tag nach dem Termin rufe ich die Sachbearbeiterin vom Gesundheitsamt an. Sie verweist mich auf ihre Schweigepflicht, ich solle den Richter anrufen. Erreiche ihn auch. Julia sei erschienen, gepflegt gekleidet und auch *»ganz gut drauf, obwohl man schon merkte, dass etwas nicht stimmt«* – wie immer bei solchen Terminen ... Sie seien übereingekommen, dass Julia in den nächsten vier Wochen freiwillig die Ambulanz der Psychiatrie aufsuche. Wenn sie das nicht tue, würden weitere Schritte erwogen. Er wollte sie nicht zwingen, *»weil das ja nichts bringt«*. Er schien die Akten ganz gut zu kennen, hat sich offenbar mit dem Richter unterhalten, der Julia schon einmal eingewiesen hatte. Ich bin gleichzeitig traurig und etwas beruhigt, immerhin ist man informiert. Ich sage: *»Ich kann also etwas beruhigt sein?«* und er meint *»Ja«*. Ich sage ihm, dass sie bereits am 5. des Monats kein Geld mehr habe und dass ich ihr ständig etwas geben müsse (was mir Ärzte und Betreuerinnen vorwerfen). Ich frage den Richter, ob er Kinder habe. *»Ja.«* Ich frage weiter: *»Könnten Sie Ihre Kinder ab dem 5. des Monats 25 Tage hungern lassen?«* Er ist ehrlich und sagt *»Nein«*. Der Gedanke, dass sie in ihrer Schwangerschaft so viel hungert, kein Obst isst, Vitamine, wenn sie welche bekommt (auch Eisen vom Frauenarzt) nur unregelmäßig einnimmt, bringt mich sowieso um. Seit ein paar Tagen ist Julia wieder öfter mit Louis zusammen, er war auch mit beim Frauenarzt und ist entzückt von dem Ultraschallbildchen von dir, Fabian, man kann schon Ärmchen und Beinchen ahnen.

Habe schon mindestens zehn LEITZ-Ordner über Julia, gefüllt mit Schriftverkehr über Berufsausbildungen, An- und Abmeldungen, Schreiben an die Vermieterin, Ärzte, Krankenkasse, Behörden, Notizen, Strafzetteln usw. Bei Julia selbst bin ich nicht erwünscht, der Telefonhörer ist wieder ständig daneben gelegt. Ich bin sehr müde, überarbeitet, depressiv. Abends hole ich mir Schokolade, fresse sie gierig und ohne Hunger in mich hinein, während ich schuldbewusst an Julias Hunger denke, nach der Schokolade brauche ich wieder etwas Scharfes – für meine Verhältnisse bin ich furchtbar dick geworden. Ich muss so viel Disziplin haben, hier hört sie auf.

In einem Café sehen mich die Leute an und tuscheln. Eine Frau im Rollstuhl mit einem hübschen, runden Gesicht sagt auch etwas, das ich nicht verstehe. Ich beuge mich zu ihr und frage: *»Bitte?«* Sie lächelt und sagt: *»Sie sind ein schönes Frauchen.«* Es geht mir zu Herzen, sie sitzt im Rollstuhl und ist so neidlos. Gerade heute, als ich mich so fett fand, tut mir das gut. Ich sage: *»Sie aber auch«* und sie strahlt und sagt: *»Danke«*.

Ende Mai/Anfang Juni 1996 – von Julia drei Wochen nichts gehört. Kann ich daraus schließen, dass sie wieder öfter bei Louis ist oder liegt sie auf ihrem Bett und hat den Hörer neben das Telefon gelegt? Rufe die Oma Drehling an. Sie sagt, Julia sei Louis wieder öfter weggelaufen; sie sei ganz schön rund geworden – und ich kann sie nicht einmal sehen! Oma Drehling meint, *»man könne mit Julia nicht warm werden«* – und ich erzähle ihr natürlich wieder, was Julia früher für ein wunderbares Mädchen war, bevor sie krank wurde.

Ich schreibe einen Brief an die Vermieterin, dass Julia dringend eine Wohnung braucht. Bei meinem Anruf sagt der Sachbearbeiter, er müsse mit seinem Chef sprechen, sie würden ja etwas für Julia tun wollen, aber sie müsse selbst kommen. Ich werfe einen Brief mit Geld und eine Tafel Schokolade in Julias Briefkasten und schreibe dazu, dass sie sich wenigstens alle vier Wochen bei ihrer Vermieterin melden müsse.

Ich rufe den Richter an und sage: *»Es geht nicht gut ... und jetzt kommt doch auch die Urlaubszeit«* (wo sowieso nichts läuft). Er sagt, dass er ein Gutachten bei der Amtsärztin in Auftrag gegeben habe, er tue schon etwas … Fahre mit frischen Erdbeeren und Sahne bei Julia vorbei und treffe sie an, aber ich bin nicht willkommen, stehe immer schon einen Schritt von ihrer Tür entfernt, damit sie sich nicht bedrängt fühlt. Auf der Rückfahrt sehe ich vor dem Standesamt eine Hochzeit und muss wieder im Auto weinen, Julias Wunschtraum – wo sind unsere Träume geblieben?

Am Abend des 3. Juli ruft mich ein verzweifelter Louis an – er hat Geburtstag und Julia hat ihn *»sitzen lassen«*. Ich sage, dass wir uns treffen könnten, wenn er möchte (Julia zuliebe, ich will ihn ihr und dir gerne deinen Papa erhalten!). Wir verabreden uns beim Italiener am Minigolfplatz. Es ist noch angenehm warm und viele Menschen sitzen draußen. Ich schenke Louis schnell etwas Geld zum Geburtstag, denn ich habe kein Geschenk. Er nimmt es widerstrebend, besteht darauf, wenigstens zu zahlen. Louis sagt, Julia habe ihn angeschrien: *»Ich gebe das Kind zur Fürsorge. Ich will endgültig nichts mehr von dir hören, sonst rufe ich die Polizei.«* Mir wird ganz schlecht. Mitten in einem Schub in ihren schlimmsten Zuständen droht sie immer mit der Polizei. Louis sagt, er würde sich jetzt auch nicht mehr bei ihr melden, er habe endgültig genug. Seine Kollegen würden schon lachen und sagen: *»Wenn sie ein Kind von dir bekommt und dich so behandelt, warum suchst du dir nicht eine richtige Frau.«* Es tut ihm weh (und er lässt sich beeinflussen).

Als ich ihn endlich heimfahre, verabschiedet er sich mit einem Kuss auf die Wange, streichelt meine Hand und bedankt sich *»für den schönen Abend«*. So schön war der Abend ja gar nicht, plötzlich tut er mir sehr leid. Er sagte u. a. auch: *»Ich könnte mich ja auch auf die faule Haut legen, wie meine Kumpels«* (alle arbeitslos), *»aber ich habe Ehrgeiz entwickelt, wegen dem Kind.«*

Er will auch seine Wohnung renovieren, denn er hat Angst, in eine Wohnung zu Julia zu ziehen, weil er dort nichts tun könne, außer im Bett liegen und mal Geschirr zu spülen, und dann würde Julia ihn vielleicht auch nachts rauswerfen. Julia erzählte mir kürzlich, dass sie – wenn Louis' Freund Torsten mitten in der Nacht komme – ständig das Klick-klick der Schüsse in den Kriegs-Computerspielen höre! Ich war vor ein paar Tagen in seinem winzigen Wohnzimmer mit den leeren, schmutzigen Aquarien. Der alte Fernseher mit dem riesigen Bildschirm ist ca. eineinhalb Meter von der

Couch entfernt, mit grell-bunten Rot- und Grünfarben, weil er nicht mehr regulierbar ist – dann den ganzen Tag nichts zu essen, wer soll das aushalten? Ich hätte spätestens nach drei Stunden vor diesem Bildschirm eine Psychose; ich bewundere Julia.

> Prof. Finzen schreibt zum Thema Halluzinationen, »äußere« Wirklichkeit und »innere« Wahrnehmung:
> *Unabhängig davon gibt es bestimmte Veränderungen der äußeren Wahrnehmung, die eher als geringfügig erscheinen mögen, die aber dennoch der Beachtung bedürfen. So berichten Kranke mit Psychosen aus dem schizophrenen Formenkreis über Licht- und Farbüberempfindlichkeit, Veränderung der Wahrnehmung von Gesichtern und Figuren sowie Überempfindlichkeiten gegenüber Gehörs-, Geschmacks- und Geruchswahrnehmungen. Das Zeiterleben kann sich verändern. Das Erleben des Zeitflusses kann sich beschleunigen oder verkürzen. Ein Teil dieser Veränderungen lassen sich experimentell nachweisen und somit objektivieren.*
> *Die Überempfindlichkeit gegenüber akustischen Reizen* (u. a. das »Klick-klick« von Louis' Computer?! Rennt sie ihm deshalb oft davon? Wüsste ich doch mehr, könnte ich doch helfen!) – *die Hyperakusis – ist im Übrigen ein wichtiges Frühsymptom, das zur Differentialdiagnose herangezogen werden kann.*

Juli 1996 – mein freier Donnerstag. Ich rufe wieder einmal den Richter an, inzwischen liegt das Gutachten vor! Die junge und im Amt neue Ärztin hat überraschend bei Julia am Montag einen Hausbesuch gemacht; dummerweise haben Oma und ich am Sonntag stundenlang aufgeräumt (ja, wenn wir gewusst hätten, dass erstmals jemand in die Wohnung kommt! Aber in ihrem Zustand können wir Julia doch nicht im Chaos sitzen lassen). Julia war adrett, mit frisch gefärbtem Haar – das Gutachten war positiv, keine Einweisung! Der Richter meint, derzeit könne man nicht eingreifen, aber er werde alles vorbereiten, damit es schnell gehe, *»wenn etwas passiert«*. Was muss denn erst passieren? Treffe Julia zu Hause. Sie berichtet mir von dem Besuch der Ärztin: *»Es war so eine Tussi bei mir. Stell dir vor«* (sagt sie mit großer Empörung), *»die meinte, dass man mich vor dir schützen müsse!«*

Wütend und verzweifelt renne ich zum Gesundheitsamt, treffe auch die junge Ärztin an, die mich abkanzelt, wie niemals zuvor jemand in meinem Leben. Sie sieht wohl in mir so eine überordentliche Hausfrau, die es nicht sehen kann, wenn bei ihrer Tochter einmal ein paar Klamotten herumliegen (wie es eben so bei jungen Leuten aussieht)! Blind vor Tränen, Scham und Einsamkeit renne ich davon, ich weiß nicht mehr ein noch aus. Wie kann ich mit wenig Zeit, Kraft und Geld auch noch gegen die Behörden kämpfen, die uns helfen sollten? Ich fühle mich furchtbar allein.

30. November 1998

Heute beginnt deine Mama Julia ihre Maßnahme in Unterstadt. Wochenlang lebt sie schon in panischer Angst (vorm Versagen, vielen Menschen, neuer Umgebung, Angst vor Mathe usw.). Drei Tage davor treffe ich mich immer wieder mit ihr, koche, wasche Kleidung aus ihrer und Louis' Wohnung, sie packt alles hier bei mir in meine Reisetasche. Sie ist die ganze Zeit furchtbar gereizt, ich muss jedes meiner Worte auf die Goldwaage legen, mit meinen eigenen Schmerzen sehr schwierig.

Julias Schulungsort ist sehr groß (alleine schon beängstigend), mit vielen Schildern und Therapie-, Unterrichts- und Empfangsräumen, aber alles ist neu und blitzsauber. Julia ist weiterhin furchtbar kränkend, launisch und abweisend zu mir. Wir gehen zu dritt auf ihr Zimmer (sehr schön mit großer, ganz toller Dusche!). Nach dem Einräumen der Sachen gehen wir noch in die Cafeteria, trinken etwas und sitzen ziemlich schweigend zusammen. Julia kauft sich noch eine Illustrierte und ein Shampoo und ich darf alles zusammen bezahlen, werde aber ständig weiterhin angeblafft. Ich bin so furchtbar müde, meine Schmerzen, das Kochen, das Packen und dann die Launen, beherrsche mich aber, denn ich will nicht, dass es eskaliert, und ich weiß, es sind ihre Ängste – auf mich werden sie immer abgeladen – Louis wird ständig geküsst.

Ich habe mir übrigens umsonst Sorgen um Julias Klassentreffen gemacht. Als ich von ihr eine Tüte mit schmutziger Wäsche mitnehme, liegt ganz unten der noch verschlossene Brief der Schulkameradin über das Klassentreffen. Ich hatte Julia den Termin

genannt und den Brief noch in die Wäschetüte gelegt. Offenbar hat sie ihn, wie häufig, übersehen und das Treffen einfach vergessen.
Höre mein Band ab, Julia hat darauf gesprochen: *»Hallo, hier ist die Julia. Bei mir ist die Hölle los. Ich kann dir nur sagen, gestern haben wir sieben Tests geschrieben, heute schon wieder drei. Ich bin nicht durchschnittlich, logisch bin ich überdurchschnittlich. Ansonsten ist nichts Besonderes. Heute Mittag ist schon eine geflogen, die muss zu einer Nachschulung. Das bin ich zum Glück noch nicht. Ich bin total im Stress. Das Essen ist wenigstens gut. Die Leute sind ganz nett. Tschüss.«*
Alles aber mit ziemlich leiernder, depressiver Stimme.

Muss auch wieder viele Briefe an Behörden schreiben. Die Kindergeldkasse will wieder nachgewiesen haben, ob und wie viel Julia verdient, und eine neue Bescheinigung des Arztes. Wir haben jetzt nach den Wahlen eine neue Regierung, das Kindergeld soll erhöht werden. Uns hilft das natürlich nichts, denn das Sozialamt zieht Julia ja den vollen, dann auch höheren Betrag ab. Es macht mich immer so zornig. Einer meiner Ex-Chefs, der Tausende verdient, einen Firmenwagen fährt, nebenher als Anwalt privat arbeiten darf, bezieht für zwei Kinder zusätzlich noch Kindergeld und Julia bekommt es von ihrer Sozialhilfe (derzeit 269,- DM Auszahlung) abgezogen, und ich muss immer wieder Belege beibringen. Die Ärmsten der Armen, die auch noch mit schwerer Krankheit geschlagen sind, werden bei uns immer ärmer. Gestern war Aids-Tag, viel im Fernsehen. Es gibt viel Hilfe für sie, sie haben auch eine Lobby, die sich jetzt um ihr Alter (falls sie es erreichen) kümmern will, denn die meisten Kranken sind noch jung ... Ich gönne es ihnen wirklich von Herzen, aber Julia ist auch noch jung, ganz schuldlos an ihrer schlimmen Krankheit (Schizophrene müssen sich beinahe noch mehr verstecken als Aids-Kranke) und niemand fragt nach ihrer Altersversorgung ... Ist es ein Wunder, wenn ich manchmal verbittert bin, aber eher noch traurig und verzweifelt?

Bei meinem nächsten Besuch sprudelt Julia nur so über, hat viele Tests gemacht, wollte bei einem schon aufgeben, hat aber dann gesehen, dass ihr Nachbar nicht einmal so weit ist wie sie. Hat sich auch verrechnet, aber der Lehrer meinte, ein Drittel hätten die Aufgabe falsch. Die Lehrer sind alle sehr nett. Im Zimmer neben ihrem wohnt ein nettes junges Mädchen; sie haben vereinbart, an die Wand zu klopfen, wenn eine Hilfe braucht. Das Essen ist gut (ach, wenn sie doch länger bleiben könnte). Ich zeige ihr auch, wie sehr ich mich freue, und sage: *»Du hast jetzt schon drei Tage durchgehalten, das ist doch toll!«* Trotz Schmerzen fahre ich zufrieden und dankbar nach Hause und schreibe ganz schnell ein wenig auf. Wenn sie doch wenigstens mal zwei Wochen durchhielte, das wäre für sie schon ein großer Erfolg. – Vielleicht werde ich heute Nacht schlafen.

Mitte Juli 1996, ich mache wieder meine Essenbesuche bei Julia, bringe häufig gekochtes Essen und Obst vorbei und räume es in den Kühlschrank, wenn sie nicht zu Hause ist – werfe gelegentlich gekochtes Essen weg, das schon tagelang unberührt darin steht. Einmal ziehe ich gerade Julias Bettwäsche ab, als sie zur Tür hereinkommt. Ich erschrecke zutiefst, wie ist ihre Stimmung? Als ich sie sehe, bleibt mir beinahe die Luft weg, so schön ist sie. Vor Kurzem hatte sie noch karottenrotes Haar. Jetzt hat sie einen dunklen Pagenschnitt, große runde Ohrringe und natürlich riesig große, dunkle Augen, aber sie trägt ihre Brille nicht. Warum? Ist sie wieder zerbrochen, verloren, will sie ihre schönen Augen zeigen oder will sie die Welt nicht sehen? Sie begrüßt mich nicht unfreundlich. Aber ich bin nicht lange geduldet und gehe schnell. Allerdings sagt sie noch, dass der Sachbearbeiter der Vermieterin sie angerufen habe, er habe vielleicht eine Wohnung für sie. Und: *»Louis will mich jetzt auch heiraten.«* Noch ca. drei Monate bis zu deiner Geburt! Noch der ganze Umzug, ich muss arbeiten, kein starker Mann, der hilft – und niemand stellt sich vor, was Julia alles in ihrer kleinen Wohnung angesammelt hat! Ich werde langsam sehr nervös.

Ich rufe den Sachbearbeiter der Vermieterin an und er fragt: *»Hat Ihre Tochter Sie beauftragt?«* Ich sage: *»Nein.«* Aber er lacht und ist freundlich. Es geht um eine Dreizimmerwohnung ... im 4. Stock! Also wieder das Geschleppe, es graust mir – wie lange werde ich das durchhalten? In der Wohnung gibt es drei Gasöfen, auf eigene

Kosten vom Vormieter angeschlossen. Diese sollen natürlich gegen eine hohe Abstandszahlung übernommen werden. Julia ruft mich im Büro an, was mich jedes Mal erschreckt, weil sie dann etwas will. Die Teppichböden in der Wohnung seien alt, schmutzig und wellen sich, der Vormieter wird sie noch rausreißen. Die Vermieterin ist bereit, einen Bodenbelag verlegen zu lassen. Julia muss die alten Tapeten abreißen und tapezieren. Allerdings wieder kein Balkon! Ich frage vorsichtig, ob ich mir die Wohnung einmal ansehen dürfe. Nein, das darf ich nicht, nur das Geld geben! Ich bin so erledigt, beinahe apathisch.

Auf meine erneute Nachfrage beim Sachbearbeiter der Vermieterin erfahre ich ein paar Tage später: *»Die Verträge sind bereits unterzeichnet.«* Julia hat (und Louis war dabei!) eine uralte Wohnung im 4. Stock angemietet. Balkon ade! Er habe mit Julias Betreuerin, der Rechtsanwältin gesprochen, *»der Kreis wird helfen«*. Ganz wie sie wollen, ich halte mich gerne raus, sollen jetzt eben mal die anderen helfen.

Ich habe ständig Durchfall und starke Bauchschmerzen, breche weinend über meinem Schreibtisch zusammen; meine Kollegin ist sehr lieb und verständnisvoll.

6. Dezember 1998

Sonntag. Lieber Fabian, es tut mir so leid, dies sollte viel mehr die Geschichte deiner Mama als meine eigene werden, aber ich schreibe sie auf, nicht Julia. Ich kann so vieles bei ihr erahnen, aber ich weiß nichts über ihre vielen Ängste. Kürzlich in einem guten Moment sprach sie plötzlich über die Stimmen, die sie (sie sagt schon vor längerer Zeit, jetzt nicht mehr) hörte. Es seien die Stimmen von mir und ihrem Vater! Sie höre sie nicht von außen, sondern *»im Kopf«*. Meine eher leise und warnend: *»Pass' auf«* oder so ähnlich und die ihres Vaters eher forsch, sie sagte: *»So, wie er eben war.«* Sie sagte aber auch, als sie die Stimmen zuletzt hörte, hätten sie beide zum Schluss immer etwas Tröstliches gesagt, so etwas wie: *»Ist ja gut!«* Ich muss beim Aufschreiben wieder weinen, ich sehe sie in ihrer Wohnung sitzen, einsam und verzweifelt, von Stimmen gepeinigt, ich bei der Arbeit, ihr Vater wer weiß wo, und sich nach Eltern und Geborgenheit sehnend. Wenn du nur solche Schmerzen nie erlebst.

Am Freitag hat Julia ihre erste Woche in Unterstadt *»überstanden«* – ich glaube, sie war überglücklich. Sie ist so aufgekratzt, dass sie lange mit mir telefoniert.
Als ich sie am Samstag abhole, sagt sie, sie hätte so Lust *»auf ein dickes Frühstück«* – und sie erzählt! Sie ist gar nicht mehr aufzuhalten. Bereits am ersten Tag musste ein Mädchen gehen und am nächsten Tag noch zwei! Und sie ist geblieben! An einem Abend ging es ihr vor Aufregung und Anstrengung so schlecht, dass sie ihr *»Bedarfsmedikament«* nehmen musste, aber eine halbe Tafel Schokolade habe ihr später geholfen. Meine geliebte Julia, wie geht es weiter, wenn die zwei Wochen zu Ende sind? In einer Woche ist ihr Stolz und ihr Selbstwertgefühl so gestiegen! Wie glücklich und wie aufgeregt sie ist!
Aber dann – schlagartig wird sie blass und fällt ab. Ganz schweigsam. Ich fahre sie zu Louis' Wohnung. Morgens war der Wald wunderschön, sämtliche Äste vereist, ein Wintermärchen, jetzt ist alles abgetaut. Ich weise sie darauf hin, keine Antwort. Ich lasse sie vor Louis' Haus aus dem Auto, kaum Aufwiedersehen, sieht mich kaum an. Was habe ich wieder gesagt und getan, bzw. vielleicht auch nicht gesagt oder getan? Ich weiß es nicht.

Ich habe düstere, traurige Gedanken. Julia ist im 7. Monat und es steht ihr (uns) noch eine Wohnungsrenovierung und ein Umzug bevor. Sie weist mich ständig ab, ich darf sie nicht küssen, nicht ihren Bauch berühren oder gar streicheln. Darf nicht fragen, wie sie ihr Baby (wir wissen nicht, ob du ein Junge oder Mädchen wirst) nennen wollen, keine Namen mit aussuchen. Sie sucht sich eine uralte, abgewohnte Wohnung aus, unterschreibt gleich einen Vertrag und ich soll nur das Geld geben ...

Ich denke darüber nach, dass ich ihr bis zum Alter von 25 Jahren alles bezahlt habe. Den Führerschein, die Wohnungsmiete und sämtliche Aussteuer, jeden Teller und Kochtopf, das Auto, die Autoversicherung, Nachschulung, Unfall-, Haftpflichtversicherungen und Telefon. Ich bin am Ende. Nach ihrem Auszug wollte ich wieder einmal meine Wohnung renovieren, alles ist alt bei mir, meine Freunde und Nachbarn lächeln mitleidig und nachsichtig. Ich bin ja »nur« Sekretärin und alleinstehend, kein Mann, der selbst etwas repariert, für jeden Handwerker muss ich teuer bezahlen und Julia schreit: *»Mutter hat das Geld.«* Ich denke darüber nach, wie ich selbst während der Schwangerschaft mit Julia und gleich acht Wochen nach ihrer Geburt (so war das damals, kein Erziehungsgeld!) wieder im Büro sitzen musste und dass jetzt mein Enkel geboren wird und ich immer noch im Büro sitzen muss; wenn es erst einmal falsch gelaufen ist ... ich bin ganz furchtbar verzweifelt.

Julia sagt irgendwann freudig, sie bekomme von der Krankenkasse 800,- DM zur Geburt, kümmert sich aber um nichts, denkt nicht darüber nach (kann nicht mehr denken), was sie alles zu deiner Geburt braucht. Oma strickt wunderschöne Söckchen und näht aus Mullwindeln zarte kleine Waschläppchen. Julia ist nicht interessiert, sie kommt nicht mit zu Oma, will nichts sehen.

Ich erkundige mich bei meiner Krankenkasse, wie alles läuft. Erfahre, dass Julia nur einmalig 150,- DM (nicht 800,-) bekommt; ich muss über die Schwangerschaft nichts mitteilen, sie haben die Abrechnungen des Frauenarztes. Nach der Geburt muss ich die Geburtsurkunde vorlegen (Julia ist bei mir mitversichert). Wenn Julia vorher heiratet, muss sie allerdings mit dem Baby bei Louis' Kasse angemeldet werden und bekommt auch von dort die 150,- DM.

Etwa vierzehn Tage halte ich mich zurück, schweren Herzens. Lass doch mal die anderen machen, *»den Kreis«* oder wen auch immer. Kümmere mich auch nicht um die Bezahlung der drei Gasöfen, wenn Julia unterschrieben hat (in Louis' Beisein), sollen sie jetzt doch mal sehen. Aber ich brauche gar nichts zu tun, es kommt schon von alleine alles wieder auf mich zu. Die Vormieter können offenbar Julia nie erreichen; sie ist ja oft nicht in ihrer Wohnung. Sicherlich sagt ihnen jemand im Haus, dass Julia eine Mutter hat, die immer kommt. Sie finden heraus, wo ich wohne, und schreiben nun mich an. Ich weiß natürlich, dass ich rechtlich gesehen nicht für Julias Schulden und Versprechungen zuständig bin. Zeige den Brief Julias Betreuerin, der Rechtsanwältin. Sie zuckt die Schultern. Frage sie, wer *»vom Kreis«* zuständig sei; sie weiß es nicht. Ich ignoriere den Brief, gehe auch kaum ans Telefon, erhalte einen zweiten Brief. Julias Anwältin meint *»ignorieren«*. Praktisch sieht es so aus, dass ich eines Abends das Telefon abnehme und der Vormieter an der Leitung ist. Sie haben ja noch den Wohnungsschlüssel, wenn Julia jetzt die vereinbarte Summe nicht zahlt, wird er die drei Öfen aus der Wohnung holen. Ich überlege, der Gasanschluss ist zwar da, aber was würden drei neue Öfen kosten? Ich kann Julia mit Baby ja nicht in eine kalte Wohnung schicken, also, was bleibt mir übrig? Ich prüfe, was neue Öfen kosten, und bekomme die Auskunft, dass sie wesentlich teurer werden würden. Also verabrede ich ein persönliches Treffen mit dem Vormieter. Die Leute sind nett, die Frau meint, sie habe schon bemerkt, dass Julia krank sei. Komisch, jeder bemerkt es, nur die zuständigen Leute nicht. Wir einigen uns, ich zahle etwas weniger und alle sind zufrieden.

Mittlerweile bin ich in meiner Not auch bei dem Verein für Lebensgestaltung in Mittelstadt vorbeigelaufen, der von Angehörigen in Verbindung mit der Psychiatrie ins Leben gerufen worden ist. Mein Besuch ist nicht umsonst, ich bekomme wieder einen guten Tipp. Es gibt die *»Werkstätten«*, in denen arbeitlose junge Leute, auch Kranke, sich zusammengeschlossen haben. Sie machen alles, tapezieren, übernehmen Umzüge usw. Sie sind sogar vom Sozialamt anerkannt (das Kosten spart, wenn die jungen Leute arbeiten) und ich erfahre, dass das Sozialamt auch Julias Umzug bezahlen und die Wohnung renovieren lassen muss. Der zuständige junge Mitarbeiter der *»Werkstätten«* will Julias alte Wohnung besichtigen, sie würden dort auch die Teppichböden herausreißen und er will sehen, wie groß der Umzug wird. Es gelingt wieder einmal nicht, Julia zu erreichen. Ich werfe ihr einen Brief in den Briefkasten, auch das klappt nicht, Julia meldet sich nicht und ist auch nicht da, als der junge Mann auf gut Glück vorbeigeht. Ich bitte den jungen Mann um Geduld, sage ihm, dass Julia krank sei. Er sagt: *»Das kennen wir«*, trotzdem wird er ungeduldig. Ich bekomme einen zornigen Anruf von der netten älteren Sachbearbeiterin der Vermieterin. Julia habe noch nicht einmal ihre alte Wohnung gekündigt, sie müsse die Wohnung ja auch räumen. Ich sage ihr, dass der Sachbearbeiter mir zugesagt habe, dass sie dazu drei Monate Zeit habe. Sie meint: *»Ja, wenn sie die Miete bezahlt.«* Ich sage ihr, das könne sie nicht und das wisse der Sachbearbeiter. Sie wirft den Hörer auf. Irgendwie bekomme ich Julia dazu, dass sie die Kündigung unterschreibt. Jetzt ruft mich der Sachbearbeiter an. Er habe ein nettes Mädchen als Nachmieterin gefunden, sie würde natürlich gerne einmal die Wohnung sehen – ich fahre samstagvormittags hin und zeige ihr die Wohnung. Ja, sie will sie haben und sogar die Tapeten übernehmen, d. h. wir müssten sie nicht abreißen, nur der Teppichboden muss raus. Natürlich bekommen meine Kolleginnen meine vielen Anrufe mit, wie gut, dass ich so ein gutes Verhältnis zu allen habe, aber wie lange noch? Ich wäre ein gutes Mobbing-Opfer, aber ich mache auch weiterhin zuverlässig meine Arbeit im Büro.

Ich bin in der Folgezeit viel damit beschäftigt, sämtliche Handwerker zu koordinieren. Jeden Morgen vor der Arbeit mache ich irgendwelche Termine. Nach den Fliesenlegern die Elektriker, die plötzlich die Wände aufhauen (eine Wand zu einer alten, etwa 80-jährigen Nachbarin bricht sogar durch). Manchmal, wenn ich abends komme, sehe ich verzweifelt, dass die Handwerker nicht, wie versprochen, da waren. Dann mache ich wieder viele Anrufe. Es muss doch weitergehen, es muss noch tapeziert werden, sehe voller Panik, wie sich dein Geburtstermin nähert, und die Wohnung ist nicht fertig.

Mitten im größten Chaos trägt Julia schon einige Möbelstücke, die Korbtruhe, ein Rattantischchen mit Glasplatte, in die neue Wohnung. Die Handwerker müssen es ständig von einer Ecke zur anderen tragen, es ist später alles vollkommen eingestaubt, ich bekomme die Truhe kaum sauber. Ich bitte Julia, vorläufig nichts mehr hinzubringen.

Ich habe inzwischen sämtliche Räume ausgemessen und auf Karopapier ziemlich maßstabsgerecht aufgemalt. Ich denke darüber nach, wie die einzelnen Möbel und notwendigen Einrichtungsstücke in die neue Wohnung passen könnten. Wohin mit ihren vielen Sachen, wenn auch noch Louis' Kleidung und die Babysachen hinzukommen? Wenn sie es überhaupt mit dem Baby, also dir, lieber Fabian, schaffen soll, dann nur, wenn sie möglichst alles einigermaßen bequem hat, weil sie sonst wirklich kein Land mehr sieht (und ganz tief innen bin ich so wahnsinnig verzweifelt, weil ich eigentlich längst weiß, dass sie es niemals schaffen kann). Aber ich will und muss hoffen. Auch Julias Betreuerin und ihr junger Kollege, ebenfalls Anwalt, den ich jetzt öfter anrufe, damit er beim Sozialamt vermittelt, sagen mir, dass ich hoffen soll, dass Julias Zustand nach dem Baby besser wird. Und ich will und muss unbedingt hoffen, sonst schaffe ich nichts mehr.

Ich hatte schon zu Louis gesagt, *»Julia schafft das doch gar nicht«* und er hatte geantwortet: *»Ich bin ja auch noch da.«* Dann hätte auch die Uroma, die sich immer so gut auf Babys verstand, gerne hin und wieder bei dir übernachtet und sich um dich gekümmert. Aber so weit waren wir noch gar nicht, denn zunächst versuchte ich noch, die Genehmigung des Sozialamtes für die Renovierung zu erhalten. Die *»Werkstätten«* hatten inzwischen einen Kostenvoranschlag direkt an das Sozialamt gefaxt. Die Wohnung war so ruiniert, Louis hätte Jahre gebraucht und es wäre nichts daraus geworden. Außerdem hätte ich ihm zuerst einmal Geld für Farbe und Tapeten geben müssen, sicherlich hätte es keinen Anfang gegeben und die Wohnung wäre noch im Chaos lange nach deiner Geburt. Also blieb mir nur das Amt. Dort sagte man mir, Julia, nun beinahe im achten Monat, könne selbst tapezieren; ich fand das einfach unglaublich. Man sagte mir auch, ihr Freund könne renovieren. Abgesehen von Louis' Langsamkeit und seinem eigenen Stress mit Julia hätte ja jederzeit mit ihm wieder Schluss sein können, es war sinnlos, sich auf ihn zu verlassen. Ich schaltete dann Julias Rechtsanwältin ein, aber immer, wenn ich sie verzweifelt anrief, hatte sie noch niemanden erreichen können.

Ich hatte einen Tag Urlaub genommen und als ich gerade mit dem Auto in die Einfahrt zu unseren Wohnungen einbiegen wollte, sah ich Julia mit schon dickem Bauch schwerfällig die große Hauptstraße entlang kommen. Mittlerweile hatte ich beinahe Angst, wenn ich sie sah. Ihre Reaktionen waren ja nie vorhersehbar. Dann fiel mir schmerzlich ein, dass sie nichts von meinem Tag Urlaub wusste, also wollte sie mich gar nicht sehen. Sie wollte wieder einmal in meiner Wohnung – an einem ausgemachten Platz für den »Notgroschen« – nach Geld sehen und still verschwinden. Ich dachte an die anderen Mütter, die sich mit ihren Töchtern und vielleicht noch einem Ehemann (auch einem Ehemann der Tochter) auf ihre Enkel freuten, gemeinsam planten, gemeinsam schöne Dinge für den Enkel einkauften. All dies blieb uns versagt, es ist ein unbeschreiblicher Schmerz.

Das Sozialamt genehmigt schließlich den Umzug von fünf besonders schweren Möbelstücken (das Bett, das Schränkchen, die Waschmaschine ...), um alles andere müssen wir uns kümmern, Sessel und andere kleine Möbelstücke tragen wir später selbst hinüber. Die Renovierung ist noch nicht genehmigt. Ich schalte dann noch einen Sozialarbeiter aus der Psychiatrie ein, der für mich das Sozialamt anruft. Es ist Mitte September. Ich bin entnervt und breche an einem besonders schlimmen Tag im Büro wieder einmal in Tränen aus. Meine Kollegin nimmt mich in die Arme und tröstet mich.

Nachdem ich wegen der Genehmigung der Renovierung immer wieder Julias Betreuerin anrufe (sie fragt: *»Was macht denn Julia?«*, ich denke, wenn sie sich kümmern würde, wüsste sie es), bleibt mir nichts übrig, selbst das Sozialamt anzurufen. Man hat keine Zeit, ich solle später wieder anrufen, so geht das eine Weile. Endlich hört mir die Sachbearbeiterin zu. Ich frage, ob sie noch etwas brauche … *»Nein, der Antrag wird geprüft.«* Ich breche plötzlich in Tränen aus, was ist denn noch zu prüfen? Alle Unterlagen liegen doch vor! Es ist der 23. September, wenn das Baby früher kommt (was sein kann, weil Julia raucht); es ist nicht mehr viel mehr als ein Monat! Ich werde wütend, sage: *»Wenn Julia vor Aufregung, weil sie noch keine bezugsfertige Wohnung hat, etwas passiert, wende ich mich an die Presse!«* Daraufhin erklärt sich die Sachbearbeiterin bereit, einen Gutachter vorbeizuschicken. Allerdings verlangt sie plötzlich ein zweites Angebot von der Christlichen Initiative! (Wochen, nachdem das erste Angebot der *»Werkstätten«* vorliegt.) Ich rufe bei der Initiative an, es läuft nur ein Band. Nach vielen vergeblichen Versuchen erreiche ich einen Mitarbeiter. Er lacht und sagt: *»Wir hören unser Band nicht mehr ab, wir lösen uns auf. Wir tapezieren nicht mehr, schon gar nicht mehr für das Sozialamt.«* Ich befinde mich über Wochen wirklich in einem sehr schlechten »Film«!

Die Treffen mit Julia sind sehr kompliziert, sie spricht viele verwirrte und unzusammenhängende Sätze und ihre Stimmung kann von einem Moment zum nächsten total umschlagen; ich bin lustig und locker mit ihr, aber innerlich angespannt und abends total übermüdet. Sie will dann später wieder etwas trinken und wir sitzen noch in einem Eissalon, dann möchte sie bei mir zu Hause einen Tee trinken und danach, als ich sie nach Hause fahre, noch einen Spaziergang machen, aber ständig mit der üblichen Ambivalenz, jetzt hierhin, dann doch nicht, dann dorthin ... Im Eiscafé sagt sie: *»Hast du nicht noch ein bisschen Geld?«* und ich gebe ihr meinen letzten kleinen Geldschein. Sie fragt: *»Wann bekomme ich denn wieder meine 70,- DM Kindergeld?«* und ich sage ihr zum x-ten Mal, dass es seit einiger Zeit 200,- DM sind und dass ich sie ihr für diesen Monat bereits gegeben habe. Einige Zeit lasse ich sie sogar vorbereitete Quittungen unterschreiben, weil sie es fertigbringt, ihrer Betreuerin zu sagen, ich würde ihr das Geld nicht geben. Die Bankauszüge bekommt sie zugeschickt, teilweise liegen sie offen in ihrer Wohnung herum, teilweise sind die Umschläge auch ungeöffnet; sie kontrolliert nichts. Der Filialleiter, den ich aus der Zeit persönlich kenne, als ich noch die Betreuerin von Julia war, sagt mir, wenn das Konto überzogen ist. Hin und wieder überweise ich kleine Beträge – ich möchte nicht, dass man unfreundlich zu ihr ist (sie wollte deshalb schon einmal die Bank wechseln). Er sagt mir auch, dass sie einmal da war und Geld abholen wollte und das Konto leer war. Sie habe dann geschrien: *»Dann esse ich eben nichts mehr«*, er war sehr betroffen – ich auch. Ich kann ihr nicht ständig Geld geben, aber sie könnte doch immer bei mir essen, aber sie meldet sich nicht und tagsüber bin ich leider auch nicht zu Hause. Deshalb bringe ich ihr so oft Essen und Lebensmittel vorbei. Der Filialleiter ist sehr bestürzt, dass sie jetzt ein Baby bekommt.

Endlich Termin mit dem Gutachter vom Sozialamt wegen Renovierung. Warte sehr früh in der Wohnung, der Mitarbeiter vom Sozialamt kommt, betritt nur den Flur (riecht die Toilette), sieht die vielen alten Rohre und sagt: *»Keine Frage, das bekommt sie genehmigt.«* Ich muss dann noch eine Bescheinigung vom Frauenarzt besorgen, dass Julia in der 32. Schwangerschaftswoche nicht mehr tapezieren darf, und auch Louis muss eine Bescheinigung abgeben, dass er nicht tapezieren kann, die ich ihm so vorbereite, dass er nur noch unterschreiben muss, und direkt weiterleite – sonst dauert es wieder Wochen. Vielleicht ist es ganz gut, dass er keine Arbeit hat, dann ist er auch zu Hause und kann sich nach deiner Geburt mit um dich kümmern. Ich will so unbedingt hoffen, dass es gut gehen könnte, auch wenn die ganze Familie dann zum Sozialfall wird!

Dann kaufe ich wieder einmal ein und koche für Julia und Louis. Ich zeige ihnen die vielen schönen Babysachen, manches gefällt Julia sehr, manches mag sie nicht, sie ist ziemlich apathisch. Ich hätte so gerne Zeit für sie und würde sie umsorgen und umhegen, aber ich habe keine Zeit und sie lässt es in ihrem Zustand (obwohl sie sich nach Geborgenheit sehnt, das weiß ich) nicht zu. Darum nehme ich meine ganze Kraft zusammen und versuche, ihr ein schönes Nest zu bauen. Rufe auch wieder einmal beim Gesundheitsamt an. Die nette Ärztin, die meinte, Julia müsse mindestens drei Monate vor deiner Geburt in eine Klinik, hatte einen Hörsturz und fällt monatelang aus; sonst ist niemand interessiert. Abends rufe ich wieder einmal verzweifelt den Professor an. Wenn das Baby kommt, solle ich mich sofort melden, er schickt dann ein paar Ärzte ins Krankenhaus.

In der zweiten Oktoberhälfte erhalte ich endlich die Genehmigung des Sozialamtes zur Renovierung! Jetzt erst kann der Tapezierer beginnen (inzwischen habe ich ihn gebeten, in jedem Fall zu beginnen, er ist sehr wütend über die Verzögerungen). Allerdings sind nur einfachste Raufasertapete und nur weiße Farbe genehmigt. Drei Gasöfen und der Durchlauferhitzer im Bad müssen gereinigt und zwei wieder angeschlossen werden. Die Handwerker sind noch nicht fertig, das Waschbecken vom Bad liegt im Wohnzimmer, aber die Tapezierer beginnen endlich in einem Zimmer! Es sind jetzt immer mehrere Firmen gleichzeitig in der Wohnung und ich hoffe inständig, dass dein Geburtstermin – der 8. November! – sich etwas verschieben möge!

Dann muss ich Gas und Strom abmelden und für die neue Wohnung anmelden. Julia ist zu nichts zu bewegen, sie hört mir nicht einmal zu. Ihr Zustand wird immer verwirrter. Man kann es ihr auch ansehen, aber neue Richter, Ärzte, Sachbearbeiter – denn diese wechseln natürlich auch –, die sie nicht von früher kennen und daher keine Vergleichsmöglichkeiten haben, bemerken es nicht. Für die in ihren Gutachten geschilderte Krankheit sieht sie immer noch gut aus! Und es sieht sie sowieso niemand. Was aus ihren freiwilligen vierwöchigen Terminen in der Psychiatrie geworden ist, weiß ich nicht; jedenfalls tut sich nichts, sie irrt weiterhin durch die Stadt. Es ist schwierig, alle Ab- und Ummeldungen ohne Julias Unterschrift zu machen, aber ich stoße auf Verständnis. Ich melde sie ab, unter ihrer neuen Anschrift an, bestelle die Post um, melde auch das Telefon um; sie behält die alte Nummer.

Die ganzen Monate immer unter stärkstem Zeitdruck. Ich muss immer schauen, wer von den Handwerkern mir noch bei etwas helfen kann. Da ich aber bei den Handwerkerarbeiten nicht dabei sein kann, ist es auch nicht immer so, wie ich es mir vorgestellt hatte.

Ich bin total erschöpft, bei meiner Freundin breche ich wieder einmal weinend zusammen und sie sagt: *»Du hast ja gar keinen Hintern mehr in der Hose.«* Sie verspricht mir, wenn alles fertig tapeziert sei, mit mir die ganze Wohnung zu putzen. Das macht sie dann auch, anschließend lade ich sie zum Italiener ein.

Julia, die hin und wieder mit Louis nachsehen kommt, sind die Wände zu weiß. Sie besorgt mit Louis eine breite bunte Borte und klebt sie auf die weiße Raufasertapete im Kinderzimmer. Der Tapezierer sieht es und ist verärgert, er sagt, das wird sich auf der Raufasertapete wieder lösen, aber Julia will es dir, lieber Fabian, ja auch schön machen. Wenn sie nicht so krank wäre, hättest du eine wunderbare Mama, denn in besseren Zeiten ist sie so fürsorglich, aufmerksam und geschmackvoll (die Borte an sich ist auch sehr schön) und will immer alle beschenken.

12. Dezember 1998

Es ist nicht zu glauben, Julia hat ihre vierzehntägige Erprobungsmaßnahme in Unterstadt erfolgreich beendet! Sie könnte schon am 4. Januar mit einer sechswöchigen Einführungsmaßnahme beginnen, muss sich dort einen zweiten Wohnsitz anmelden. Im Abschlussgespräch riet man ihr, den *»kaufmännischen Weg«* einzuschlagen, ihre Kunst (sie haben auch Marionetten gebastelt, ihre ist ganz toll geworden!) solle sie dann für sich als Hobby machen. Es geht ihr aber offenbar zu schnell, obwohl sie eigentlich nichts mehr tun muss, die Anmeldung ist ja kein Problem. Trotzdem hat sie sich entschieden, erst im September zu beginnen, *»will noch den Sommer genießen«* – wie und wo? Das macht mich traurig, denn wenn sie wieder bis September bei

Louis herumhängt und kaum isst, weiß ich nicht, ob sie bis dahin nicht wieder in eine Psychose schlittert und alles umsonst war. Aber daran will ich nicht denken. Sie sagt, sie habe sich abends häufig zweimal Salat geholt, ich sehe, wie gut es ihr getan hat. Trotzdem drücke ich sie und hüpfe mit ihr im Zimmer herum und sage: *»Du hast es geschafft, du hast es geschafft ..., habe ja nicht einmal geglaubt, dass du vierzehn Tage aushalten würdest.«* Und sie sagt: *»Ich auch nicht.«*

15. Dezember 1998

Mit Julia am Sonntag auf dem Weihnachtsmarkt in Oberstadt. Julia kauft Kleinigkeiten, eine »schräge« Tasse für Louis, wunderschöne kleine Lammfellfäustlinge für dich, Fabian, einen Mickimaus-Ballon für Anna usw. Später fahre ich sie in ihre Wohnung, sie bleibt wieder einmal eine Nacht.

Gleich am Montag fahren wir zum Frauenarzt, endlich nach vielen Ängsten die Spirale – sind wir vielleicht einmal für drei Jahre wenigstens diese Sorge los? Sie kommt und sagt, es habe sehr wehgetan.

Als ich nach Hause komme, hat meine Nachbarin ein Paket vom Versandhaus angenommen; Julia hat sich einige Sachen zu Weihnachten ausgesucht, weil ich nichts mehr ohne sie kaufe. Ich muss heute bei ihr vorbeifahren, damit sie es probieren kann. Habe auch schon ihre Vermieterin angerufen, damit ich einen Termin mit dem Elektriker machen darf. Klingel und Summer sind in Julias Wohnung ausgefallen. Wenn sie jemand erwartet, muss sie aus dem Fenster sehen und runtergehen, um die Haustür zu öffnen. Ich bin glücklich, dass ich wieder mit ihr reden kann, aber um diese Dinge kümmert sie sich nach wie vor nicht. Ich frage sie, ob ich mich darum kümmern soll. *»Ja«*, ich darf. Der Handwerker kommt gleich am nächsten Tag morgens um 10.00 Uhr und Julia ist zu Hause, endlich ist die Klingel wieder in Betrieb.

Ende Oktober 1996. Mit allen Mitteln versuche ich, Julia und dir ein wohnliches Heim zu schaffen und vielleicht doch etwas Freude in ihr zu wecken. Bei jedem Stück und jedem kleinsten Gegenstand versuche ich, mich in ihre Wünsche hineinzuversetzen. Vieles habe ich ihr gezeigt, wenn auch nur in Prospekten. Ich versuche alles Mögliche für ihre Bequemlichkeit zu tun. Ich kaufe neben den großen Anschaffungen wie Teppiche, Möbel, Gardinen, eine neue Toplader-Waschmaschine, weil die alte zu groß war, und und und, auch schöne kleine Häkchen (eine Mickimaus für die Tür des Kinderzimmers, an die man vielleicht einen kleinen Bademantel hängen kann), einige schöne Haken fürs Bad, einen kleinen Haken für Topflappen in der Küche und viele andere kleine Dinge. Manches hätte ich gerne noch gekauft, mich aber nicht getraut, weil ich weiß, dass Julia nicht alles so *»bürgerlich«* haben will; später bereue ich, dass ich es nicht einfach doch getan habe, denn was ich jetzt nicht besorge, schafft sie nie mehr an und vieles ist doch noch unpraktisch – und ihr gefällt auch alles!

Um ihr und auch Louis das Gefühl des »eigenen Heims« zu geben, überweise ich ihr nach langem Überlegen – ich habe inzwischen einen Kredit aufgenommen – noch 500,- DM auf ihr Konto. Vielleicht finden sie und Louis zusammen noch eine Stehlampe oder ein Poster oder eine Badevorlage oder irgendetwas zum Schmücken, das ihnen das Gefühl von etwas Eigenem, selbst Ausgesuchtem gibt. Alles, was ich später davon sehe, ist ein viel zu langes Stück bunt bedruckte Gummi-Auslegeware im Bad, den Rest legt sie später vor den Küchenofen. Louis ist nicht dabei, als sie diese kauft, der Rest des Geldes – verschwunden.

18. Dezember 1998

Ich habe jeden Tag nur ein paar Minuten Zeit, das reicht gerade für die täglichen Ereignisse, mit deiner Geschichte komme ich nicht richtig voran! Nach dem Weihnachtsmarkt fahren wir noch zu Julia nach Hause (viele Treppen hoch) und anschließend möchte Julia noch nach Großstadt zur Uroma Henny – und da wir so lange nicht mehr dort waren, fahre ich sie natürlich und die Oma freut sich sehr. Julia will ihre Weihnachtsgeschenke schon bei Oma abgeben. Denn deine Pflegeeltern haben uns (die ganze Familie, wer kommen mag) am Heiligen Abend eingeladen. Ich habe es Julia überlassen, ob ich mitkommen soll – ja, ich soll. Deine Pflegeeltern gehen mit euch in die Kirche (einer schmückt vorher heimlich den Weihnachtsbaum) und wir sollen erst später kommen, es gibt belegte Brötchen. Da werde ich Lou-

is und Julia schon vorher einladen und hier etwas kochen, dann haben wir schon etwas Weihnachten und können später mit den vielen Tüten und Geschenken gemütlich zu euch fahren.
Julia ist seit Tagen furchtbar launisch. Sie fährt mit Louis zum Frauenarzt, um die Spirale wieder entfernen zu lassen. Nur die Sprechstundenhilfe ist da, sie soll Schmerztabletten nehmen, sie müsse sich erst daran gewöhnen. Am Mittwoch hole ich sie bei Louis ab, sie will wieder in ihre Wohnung; hält es nicht ständig bei Louis aus, sagt: *»Ich habe einen Mann, der nur noch im Bett liegt.«* Dann will sie mit mir wieder zum Arzt. Ich weiß, dass sie den Gedanken an die Spirale nicht erträgt, sie hat Angst, dass sie im Körper herumwandert. Wütend sagt sie zu mir: *»Das kennst du ja nicht.«* Aber Mittwoch ist der Arzt auch nicht da. Mürrisch sagt sie: *»Dann fahre ich eben ein anderes Mal hin.«*

Julia hat wieder einmal Geld, Ausweis und die Schlüssel zu ihrer (alten) Wohnung verloren, zur Sicherheit sehe ich einige Tage später in der Wohnung nach, ob noch alles in Ordnung ist (die Anschrift war ja aus dem Pass ersichtlich). Julia hat keine Lust, sich einen Ausweis machen zu lassen, sie sagt, sie habe ja noch Führerschein und Mutterpass. Oma gibt mir ihren Reserveschlüssel, denn in der alten Wohnung sind wir ja noch lange nicht fertig. Wir müssen noch den Teppichboden entfernen, alles *»besenrein«* hinterlassen, den Gasherd (Stunden mit Messer und Stahlwolle), Wandschrank, Bad usw. putzen. Am meisten haben wir Angst davor, den Teppichboden herauszureißen, das will Louis machen.

Die Zeit drängt, die neue Wohnung muss endlich bezugsfertig werden, die alte geräumt. Trockner und die Topladerwaschmaschine werden geliefert. Die Auslieferer stellen die Waschmaschine nur hin. Es ist zwar ein Anschluss vorhanden, aber auch hier fehlt ein Teil, das sie nicht dabei haben und das der Installateur noch anbringen muss; auf ihn warte ich noch bis zuletzt, als Julia schon in der Klinik ist.

Nehme Berge geöffneter und ungeöffneter Korrespondenz aus der alten Wohnung mit, darunter auch ein Brief vom Jugendamt mit einem Termin. Julia soll vorbeikommen, was sie aber offenbar nicht getan hat, es ist schon ein älterer Brief. Ich rufe an, frage, ob es Hilfe für Julia gebe –*»Ja, die gibt es.«* –, ob vielleicht jemand ein- oder auch zweimal wöchentlich zu ihr kommen und helfen könne – *»Ja, das gibt es auch.«* Es wird ein neuer Terminvorschlag rausgeschickt, aber Julia geht offenbar wieder nicht hin. Rufe auch beim Frauenarzt an, Julia soll jetzt eigentlich wöchentlich kommen, damit man die Herztöne hören kann, aber sie kommt nicht mehr. Sie ist an einem Punkt, wo sie sich und anderen nicht mehr helfen kann – und nichts geschieht, deine Geburt steht jetzt kurz bevor. Ich sterbe bald vor Erschöpfung, Angst, Verzweiflung – wie wird das alles enden?

Das schönste Baby der Welt

30. Oktober 1996, Julia ruft mich abends aus der Stadt an, hat mir Geschenke gekauft und will mit mir in meinen Geburtstag *»hineinfeiern«*. Ich bin todmüde, liege auf der Couch, war natürlich nach Büroschluss schon wieder in ihrer Wohnung. Sie ist kurz vor deiner Geburt und rennt immer noch hektisch herum. Ich sage ihr, dass ich gleich da sei. Sie will einen Salat essen gehen. Wir fahren in ein Lokal, nach zwei Bissen lässt sie ihn stehen. Sie fährt mit zu mir; ich mache einen Tee – wirklich keine rauschende Feier. Später bringe ich sie bei Louis vorbei und sage, dass ich sie morgen gegen 18.00 Uhr dort abhole und mit ihnen essen gehen möchte. Das tun wir auch. Es ist langer Donnerstag und sie möchte beim Chinesen essen gehen. Im Lokal ist sie sehr ambivalent, weiß wieder nicht, was sie bestellen soll, ändert unter den erstaunten Blicken des Obers ständig ihre Wünsche. Irgendwie überstehe ich das Essen »zur Feier des Tages«.

Und gerade in dieser Nacht – 1. November – ist es so weit! Meine schlimmsten Befürchtungen erfüllen sich – du kommst eine Woche zu früh!

Anruf von Louis' Mutter auf meinem Band! Julia ist nachts gegen 4.00 Uhr nach einem Blasensprung mit einem Krankenwagen in die Klinik gebracht worden. Ausnahmsweise hatte ich wieder einmal eine Schlaftablette genommen, liege im Tiefschlaf, höre kein Telefon und das Band erst morgens ab. Rufe sofort im Krankenhaus an (9.00 Uhr) und erkundige mich nach ihr, man sagt mir: *»Alles in*

Ordnung, es dauert noch, ihre Tochter will Sie nicht sehen.« Später erfahre ich, dass sie sich ziemlich wild aufgeführt und sich die Infusionsnadel herausgerissen hat. Bekam dann eine Rückenmarksnarkose. Mache ganz schnell ein Brötchen und Kaffee für Louis, der – wie mir seine Mutter dann am Telefon sagt – die ganze Nacht dort gesessen hat, und fahre in die Klinik. Nehme natürlich auch die große Reisetasche mit, die schon wochenlang für das Krankenhaus gepackt bei mir bereitsteht.

Du bist das schönste Baby der Welt. Deine Mama ist sehr erschöpft, spricht aber sehr viel, ist glücklich und findet dich auch wunderschön. Ich nehme sie in die Arme und weine und sie weint plötzlich auch – sie und ich, aus ganz verschiedenen Gründen. Ich mache ein paar Fotos von dir und deinen Eltern. Ich bin erleichtert, dass alles so gut gegangen ist, dass es deiner Mama gut geht (körperlich), dass du gesund bist und »alles dran« ist – und ganz tief in mir sitzt diese furchtbare Angst vor der Zukunft.

Die neue Wohnung ist noch nicht fertig, die Waschmaschine ist noch nicht angeschlossen, die ausgesuchten Schränke sind noch nicht geliefert, die vielen schweren Möbelstücke werden erst nach deiner Geburt gebracht, der Installateur muss noch einmal kommen, ein paar Lampen sind auch noch nicht angeschlossen. Habe gerade meinen Resturlaub genommen, damit ich noch alles schaffe. Wärst du, wie errechnet, am 8. November auf die Welt gekommen, hätte ich vielleicht alles gerade so schaffen können ... Es sind unglaublich anstrengende Tage für uns alle. Aber du bist da – und gesund!

26. Dezember 1998 – 2. Weihnachtsfeiertag!

Den Heiligen Abend – den ersten nach deinem zweiten Geburtstag – habe auch ich dieses Mal bei dir verbracht! Deine Pflegemama war so lieb, unsere ganze Familie einzuladen. Im vergangenen Jahr wollte ich das nicht. Der Heilige Abend ist ein stilles Familienfest und ich will mich nicht aufdrängen. Ich frage aber auch immer deine Mama-Julia, ob sie mich wirklich dabei haben will. Ja, sie möchte gerne, dass ich mitkomme. Du bekommst in diesem Jahr den großen roten Traktor mit den dicken Gummireifen (und Anhänger); wir sind alle gespannt auf deine Reaktion. Deine Pflegeeltern gehen vorher mit euch zu einem Kindergottesdienst und denken, dass sie gegen 16.00 Uhr zu Hause sein werden. Julia und Louis kommen erst um 15.00 Uhr zu mir und es ist dann eine ziemliche Hetze, meine weihnachtliche Stimmung ist verdorben, denn wir müssen schnell essen und sofort losfahren. Louis muss noch tanken ... immer dasselbe. Die Oma Drehling hatte niemand gefragt (auch Louis nicht), ob sie mitkommen will, weil sie Schwierigkeiten mit den vielen Stufen bei euch hat und wir auch alle denken, dass sie den Opa (der dich noch nie gesehen hat) nicht alleine lassen möchte. Es ist auch nicht meine Sache, sie und Louis rufen nie bei euch an; darum muss ich mich nicht auch noch kümmern. Aber später sagt Louis, dass sie nie Weihnachten feiern und auch nie Geschenke machen. Untereinander nicht und er auch Julia nicht, die trotzdem immer für jeden etwas kauft – auch für Louis. Er verlässt sich auf unsere Geschenke, schenkt dir nichts und bringt auch nichts von den Großeltern mit. Er meint: *»Der Fabian bekommt immer so viel, da fällt das gar nicht auf.«* Das stimmt, aber es ärgert mich trotzdem. Es geht doch um die Geste.

Deine Pflegeeltern kommen mit dir und Anna gerade aus der Kirche, als auch wir vor eurer Tür eintreffen. Als du uns aus dem Auto siehst, lachst du über das ganze Gesicht und schreist so laut, dass ich zunächst denke, du würdest weinen. Dann sehe ich, dass du dich so sehr freust, uns zu sehen. Louis und Julia siehst du manchmal alle zwei Wochen, manchmal auch nur alle vier Wochen und mich noch viel seltener. Da frage ich mich, was du so fühlst und warum du dich so sehr freust, was sind wir für dich? Spürst du unsere Liebe? Sicherlich!

Im Wohnzimmer steht ein schöner Baum und der große Traktor und alle Spielsachen sind mit einem großen Tuch abgedeckt. Jutta spielt ein Lied auf der Flöte, während wir alle auf der Couch sitzen und danach alle mitsingen: *»Ihr Kinderlein kommet ...«* Und dann wird der große Traktor aufgedeckt! Was für eine Freude! Ich habe dir kleine Lego-Traktoren mitgebracht, die Papa-Louis mit dir zusammenbaut und dir viel Spaß zu machen scheinen. Ein sehr schöner Heiliger Abend. Hin und wieder werfe ich einen Blick auf Julia, was fühlt sie? Für dich sind es deine lieben Eltern und Geschwister, für uns sind es sehr liebe, trotzdem fremde Menschen.

Später holt deine Pflegemama noch einige Fotoalben, zeigt uns deine »Geschwister« Jens und Jutta, als sie klein waren, euer Haus, bevor es umgebaut wurde und auch ein Foto von der Pflegemama, bei der du nach deiner Geburt nur etwa vierzehn Tage warst (und bei der nur dein Papa Louis mit war, nicht Julia). Es sind auch Fotos deiner Pflegemama darin, wie sie dich stillt. Über Julias Gesicht zieht ein Schatten, immer wieder gibt es einen Schmerz.

Diese Fotos hätte sie nicht zeigen müssen. Deine Pflegemama liebt dich wie ein eigenes Kind, und ich bin froh und dankbar dafür. Auch Julia liebt dich. Plötzlich muss ich an König Salomo und die Geschichte mit den beiden Müttern denken ... Wenn es nur niemals zwischen deinen beiden Müttern so einen schrecklichen Streit gibt und du darunter leiden musst.

Gegen 20.30 Uhr fahren wir nach Hause. Julia sagt: *»Demnächst bekommen wir Fabian auch mal einen Tag ...«* Da ist sie wieder, meine Angst.

Dann setzt mich Louis zu Hause ab und fährt mit Julia weiter zu sich. Am ersten Feiertag fahre ich zu Oma und gehe mit ihr zum Friedhof ans Grab meines Vaters.

Heute, am zweiten Feiertag fahre ich bei Louis und Julia vorbei, aber Julia möchte mich heute nicht sehen, ich hätte sie gerne zum Essen eingeladen, noch lieber gekocht, aber ich bin nicht erwünscht.

Ich bin es nicht gewohnt, eine so lange und traurige Geschichte zu erzählen. Ich muss aufhören, die vielen täglichen Ereignisse aufzuschreiben, sonst nimmt sie kein Ende. Ich werde auch so oft unterbrochen, dass ich kaum noch weiß, was ich schon geschrieben oder nur gedacht habe. Zu meiner Überraschung finde ich in »deiner Akte«, in der ich viele wichtige Papiere aufgehoben habe, jetzt doch noch eilig gekritzelte Aufzeichnungen von deiner Geburt und danach. Ich glaube, ich habe die Geschichte bisher in so epischer Breite erzählt, um den für mich so schlimmen Teil nach deiner Geburt immer wieder hinauszuzögern. Es stimmt nicht, dass das Aufschreiben oder auch darüber sprechen eine Hilfe ist und man damit etwas bewältigen kann. Das erneute Eintauchen in den damals erlittenen großen Schmerz fällt mir furchtbar schwer.

Besonders schwer fällt es mir, hässliche Dinge aufzuschreiben, die deine von Natur so sanfte und liebevolle Mama Julia nach deiner Geburt in ihrem unermesslichen Leid gesagt oder getan hat und die nur auf ihre Krankheit zurückzuführen sind. Wenn ich sie verschweige, könntest du die Schwere der Krankheit nicht verstehen und auch nicht, warum du nicht bei ihr und Papa Louis bleiben konntest. Du wirst einmal viele Fragen haben und ich will jetzt versuchen, dir ein paar Antworten zu geben, sowohl, was die biologischen Grundlagen der Psychosen und die Vererbung (was dich sicherlich auch interessiert) angeht, als auch deinen weiteren Weg während der ersten Wochen nach deiner Geburt betrifft:

Biologisch-psychiatrische Aspekte

Die Suche nach den biologischen Grundlagen der Psychosen aus dem schizophrenen Formenkreis hat in den letzten Jahren neue Impulse erfahren. Anlass dazu sind neue Untersuchungsmethoden ebenso wie neue theoretische Überlegungen. Dazu gehörten die Computertomographie wie die Positionen-Emissions-Tomographie (PET) und andere bildgebende Verfahren, die Stoffwechselaktivitäten im Gehirn sichtbar machen. Fortschritte der Virologie, der Psychophysiologie und der Biochemie des Gehirns gehören dazu, vor allem aber die Entwicklung der Molekulargenetik – der Erforschung von Vererbungseinflüssen auf der Grundlage der Analyse einzelner Gene und ihrer Veränderungen. Unbeschadet der erreichten Fortschritte gilt weiterhin, dass wir die Ursache der Psychosen aus dem schizophrenen Formenkreis nicht kennen und dass es nach wie vor unwahrscheinlich ist, dass sie durch einen einzelnen Faktor erklärbar sein werden. Caspar Kulenkampff (1969) hat in seiner Einführung zum Sammelband »Schizophrenie und Familie« noch erklären können, der ungeheure Aufwand biologisch-psychiatrischer Forschung habe in Jahrzehnten nichts hervorgebracht als eine Maus. Heute muss man feststellen, es ist immerhin schon ein Kaninchen! Weitere Fortschritte sind in den nächsten Jahren zu erwarten. Das gilt aus meiner Sicht vor allem für die Erforschung der den schizophrenen Psychosen zugrundeliegenden Stoffwechselprozesse. Es gilt wohl weniger für die Molekulargenetik, in die vorübergehend allzu große Hoffnungen gesetzt worden sind.

Vitamin- und Mineralienmangel
(woran die Uroma Henny so gerne glauben möchte)
Vitaminmangel kann zu vielfachen körperlichen und in Einzelfällen auch zu psychischen Störungen führen. Am bekanntesten sind die Vitamin-B-Mangel-Krankheiten Beriberi und Pellagra, die auch mit psychischen Störungen einhergehen können. Aus diesem Grunde wurden mögliche Zusammehänge mit schizophrenen Psychosen mit Vitaminmangel oder Mangel an Mineralien und Spurenelementen untersucht. Ein Zusammenhang konnte nicht festgestellt werden. Dies ist wichtig zu betonen, weil entsprechende Behauptungen immer wieder vorgetragen werden und vor allem bei verzweifelten Angehörigen Anklang finden. Besonders zu erwähnen ist der behauptete Mangel an Magnesium und an Vitamin C. Die Behauptung, Riesendosen von Vitamin C könnten zur Heilung schizophrener Psychosen beitragen, beruft sich u.a. auch auf den Friedens- und Chemienobelpreisträger Linus Pauling. Sie ist nichtsdestoweniger falsch und wird heute nur noch von Scharlatanen und Betrügern vertreten.

Viruserkrankungen
(woran ich gerne glauben möchte?)
Die Ansteckung mit langsam wachsenden Viren (Lentiviren) als mögliche Ursache schizophrener Psychosen ist gelegentlich diskutiert worden. Der durch solche Viren bedingte, vor allem in England verbreitete Rinderwahnsinn und seine Ähnlichkeit mit einer seltenen Hirnerkrankung – der Creutzfeldt-Jakob-Krankheit – hat zu Spekulationen Anlass gegeben. Eine virale Bedingtheit der Schizophrenien ist nach dem heutigen Stand des Wissens jedoch äußerst unwahrscheinlich.
(alle Zitate aus dem Buch von Asmus Finzen: »Schizophrenie – Die Krankheit verstehen«)

Kürzlich hörte ich mit stets wachsamem Ohr im Fernsehen von einer Meldung, dass die Schizophrenie in einem Ort in Österreich (Borna) gehäuft aufgetreten sei und man ein Virus entdeckt habe, das jetzt so bezeichnete Borna-Virus. Prof. Finzen würde sicherlich über dieses neue Gerücht lachen, aber als Mutter klammert man sich an jede Hoffnung. Man dachte früher auch, Magenentzündungen und -geschwüre seien durch Ärger und Stress verursacht, dann entdeckte man vor wenigen Jahren den Virus helicobacter pylori. Mit der Gabe von zwei Antibiotika-Präparaten in Kombination mit einem Säureblocker ist diesem Virus nun schnell beizukommen. Wann gibt es endlich ein Mittel gegen die Krankheit deiner Mama Julia und wie alt wird sie sein, bis dieses Mittel endlich gefunden ist? Ihre schönsten Jahre, ihre Jugend, hat sie bereits in Schmerz und Einsamkeit verbracht.

Biochemie

Die biochemische Schizophrenieforschung hat in den letzten Jahren große Fortschritte gemacht. Sie kann von der gesicherten Annahme ausgehen, dass bestimmten Symptomen wie Zerfahrenheit des Denkens und Halluzinationen mehr oder weniger spezifische Stoffwechselprozesse zugrunde liegen müssen. Die neuere Biochemie stützt sich auf die Entdeckung der Transmitter, Botenstoffe, die für die Übertragung von Nervenreizen vor allem im Gehirn von entscheidender Bedeutung sind. Bislang sind 50 solcher Botenstoffe bekannt; über 300 werden vermutet. Die Forschung konzentriert sich vor allem auf einen dieser Botenstoffe, das Dopamin. Von ihm ist bekannt, dass die gegen schizophrene Störungen eingesetzten Psychopharmaka, die Neuroleptika, wirksam werden, indem sie die Rezeptoren (die Empfänger) in den reizaufnehmenden Nervenzellen blockieren. Daraus ist die sogenannte Dopamin-Hypothese der Schizophrenie abgeleitet worden, die davon ausgeht, dass bei Schizophrenien eine zu hohe Dopaminkonzentration in bestimmten Hirnregionen vorhanden ist.

Die Veränderungen im Dopamin-Stoffwechsel haben sicher etwas mit der schizophrenen Symptomatik zu tun. Sicher ist, dass auch andere Transmitter bei der Entstehung der Symptome und ihrer Unterdrückung eine Rolle spielen oder zumindest, dass sie biochemischer Ausdruck psychotischer Symptome sind. Über die Ursache besagen sie zunächst noch nichts.

Vererbung

Falsche wissenschaftliche Vorstellungen von der Vererbung psychischer Krankheiten und wissenschaftliche Irrwege haben während der Zeit des Dritten Reiches unsägliches Leid über psy-

chisch Kranke und geistig Behinderte gebracht. Die Vererbungsforschung ist deshalb über längere Zeit zu einer verdächtigen Wissenschaft geworden.
(Zitate aus dem Buch von Asmus Finzen: »Schizophrenie – Die Krankheit verstehen«)

Was jetzt weiter folgt, ist für deine Geschichte zu umfangreich. Wenn du erwachsen bist, gibt es andere Meinungen, du wirst dir mit Sicherheit Bücher beschaffen. Ich möchte hier allerdings nur kurz den auch von Prof. Finzen selbst häufig zitierten Arieti anführen:

Biologische Faktoren
Der Glaube, Schizophrenie sei vererbbar, entstand durch die häufig gemachte Beobachtung, dass diese Krankheit in manchen Familien häufiger auftritt als in anderen. Viele Statistiker scheinen sich einig zu sein, dass Schizophrenie bei etwas weniger als einem Prozent der Gesamtbevölkerung, annähernd 0,85 Prozent auftritt. Dagegen kommt das Leiden in manchen Familien, die über drei Generationen hinweg untersucht wurden, weitaus häufiger vor. Wenn ein Elternteil, ein Bruder oder eine Schwester an Schizophrenie leiden, dann erhöht sich die Häufigkeit auf zwischen vier und zehn Prozent. Aufgrund dieser simplen und direkten Beobachtungen könnte man annehmen, dass Schizophrenie eine genetische Basis habe. Das Problem ist jedoch nicht so einfach. Es gibt Krankheiten wie Huntington Chorea (Veitstanz), Bluterkrankheit, Muskelschwund und Netzhautentzündung, deren Erblichkeit außer Frage steht. Genetiker, die die Weitergabe erblicher Merkmale von Generation zu Generation studieren, haben herausgefunden, dass diese Krankheiten den Mendelschen Gesetzen oder Ablegern der Mendelschen Gesetze gehorchen. Den Genetikern ist es jedoch ***nicht*** *gelungen, dies auch für die Schizophrenie nachzuweisen.* (Arieti)

Eine erbliche Disposition zur Schizophrenie scheint festzustehen. Für sich genommen reicht diese nicht aus, um Schizophrenie zu ›verursachen‹. Außerdem wurde bisher kein Erbgesetz der Schizophrenie entdeckt. Weder auf biochemischem noch auf biophysikalischem Wege wurde bisher ein mit Schizophrenie zusam-

menhängendes Gen ausfindig gemacht. Biochemische Veränderungen treten bei der Schizophrenie auf, aber ihr Ursprung und ihre Bedeutung wurden noch nicht geklärt. Wir wissen noch nicht einmal, ob sie eine Ursache, eine Prädisposition oder eine Folge der Störung darstellen. Anatomische Veränderungen im Zentralnervensystem von Schizophrenen wurden nicht festgestellt. (Finzen) (Die Unterstreichung habe ich hinzugefügt, L.R.)

Am 3. November 1996 hole ich die Uroma ab, sie will unbedingt bei allem dabei sein und helfen, sie schwankt auf der Treppe zur neuen Wohnung. Abends will sie trotzdem bei dir im Krankenhaus vorbeifahren, sie sieht dich zum ersten Mal. Sie ist entzückt und gleich verliebt in dich. Julia sagt, sie habe die erste Pille zum Abstillen bekommen, sie findet Stillen eklig und will nicht überall ihre Brust herausholen. Ich bin tief getroffen. Julia sieht es und sagt: *»Was machst du denn für eine beleidigte Fratze, du hast doch auch nicht gestillt und noch nie etwas für mich getan.«*

Du liegst auf ihrem Bett, die Beinchen nackt und Uroma sagt: *»Er friert, zieh ihm sein Höschen an.«* Julia ist hilflos, sie gibt es Uroma, die es dir anzieht. Julia spricht mit lauter Stimme zu dir, flüstert und summt nichts, streichelt dich nicht. Ihre Gefühle sind erstarrt und unter ihrer Krankheit verschüttet. So viele Gedanken schießen mir durch den Kopf: Was wird werden? Wird Julia dich lieb haben? Wird man dich ihr wegnehmen? Habe solche Angst, dich zu sehr zu lieben.

Abends fahre ich auch noch bei Louis vorbei, der Julia seit deiner Geburt noch nicht wieder besucht hat – und der Tag ist lang in einem Krankenzimmer. Wie ich höre, hat er mit seinen Freunden deine Geburt gefeiert – ist er danach wirklich zwei Tage »besuchsunfähig«?

Da sitzt Julia dann einsam und wartet ständig nur, dass Louis sie besucht und dass sie ob ihrer großen Leistung – deiner Geburt – gelobt wird. Sicher tue ich das auch, aber nicht genug. Uroma Henny und ich sind selbst viel zu erschöpft, um alles wahrzunehmen. Wir beide fahren meistens abends müde bei Julia im Krankenhaus vorbei. Die Krankenschwester sagt zu mir: *»Ach Gott, wie* *schlimm, was soll denn aus dem Baby werden?«...* Da man deine Mama Julia jetzt schon viele Tage erlebt hat, fällt den Schwestern und Ärzten wohl einiges an ihrem verwirrten Verhalten auf. Im Krankenhaus erfahre ich, dass in den ersten Tagen nach der Entlassung auch noch eine Hebamme nach Hause kommt, ich lasse mir ihre Telefonnummer geben und habe dann auch ständig Kontakt mit ihr, denn jeden Tag überfällt uns Julia mit den Worten: *»Lange bleibe ich nicht hier, morgen gehe ich nach Hause ...«*

Offenbar hat sie sich bei der Geburt und auch anschließend sehr auffällig verhalten, es ist auch nicht zu übersehen. Sie hat dick Lippenstift aufgetragen, sich schön gemacht, und wartet auf Besuch – verständlich. Dich will sie *»heute«* nicht füttern, erst *»morgen«*. Einmal hält sie dich im Schwesternzimmer auf dem Arm und ich mache ein Foto von euch beiden. Julia ist wütend und hält dir die Augen zu wegen des Blitzes. Das ist wieder so fürsorglich, ändert sich aber ganz schnell. Natürlich ist sie ja auch noch schwach. Ich bitte den jungen Arzt, sie so lange wie möglich im Krankenhaus zu behalten, damit sie wieder zu Kräften kommt – die Wohnung ist noch nicht halbwegs bezugsfertig. Er sagt: *»Sie kennen ja Ihre Tochter, wir können sie nicht halten, wenn sie gehen will.«*

An einem Abend freut sie sich, mich zu sehen, sie fängt an, von der Geburt zu erzählen. Wir sind uns so nahe, ich würde so gerne noch lange bei ihr sitzen und ihr zuhören und auch davon erzählen, wie es bei ihr und mir damals war. Ich sitze an Julias Bett, todmüde von einem langen Tag Arbeit und Treppensteigen, und muss sie verlassen, weil ich die Uroma nach Großstadt und wieder zurück nach Hause fahren muss. Julia begreift nicht, wie viel wir arbeiten und dass wir müde sind.

Einmal kommen wir, als sie dir gerade zwei Stockwerke höher, wo dein Bettchen steht, das Fläschchen gibt. Sie lässt dich ca. zwanzig Gramm trinken und als du ein Päuschen machst, versucht sie es nicht weiter, sondern sagt: *»Er ist satt, er soll ja seine eigene Persönlichkeit entwickeln und nicht gemästet werden«*, zum Glück füttert dich dann die Schwester weiter. Als dir beim Füttern etwas Milch am Hälschen entlangläuft, sagt Oma: *»Da haben wir früher immer ein Tüchlein hingelegt, damit es nicht wund wird«*, und Julia entgegnet gleich wütend: *»Das weiß ich doch alles«*, tut es aber nicht.

Sitze dann in der Wohnung und warte auf die angekündigte Möbellieferung, es kommt niemand. Das Telefon ist noch nicht umgestellt. Ich warte Stunden, renne dann zu einer Telefonzelle; kein Anschluss. Hänge einen großen Zettel an die Haustür und fahre zum Möbelladen. Man weiß nichts von einer Auslieferung! Ich mache einen riesigen Krach, meine Nerven halten das nicht mehr aus! Noch nachmittags werden dann die schweren Möbelteile (zehn große Kisten) von zwei jungen Männern keuchend um die vielen Ecken der Treppe nach oben gebracht und bis spätabends aufgebaut. Ich wasche die Schränke aus, sauge den Teppichboden (wieder alles zertreten) ab, … es gibt keine Zeit zu verlieren.

Während ich noch letzte Dinge besorge, räumt Uroma Geschirr und Besteck in den Küchenschrank ein, was mir sehr hilft. Der Boiler im Bad ist noch nicht gereinigt, immer wieder putze ich dicke schwarze Rußflocken vom weißen Regal, Waschbecken und Fußboden. In der alten Wohnung sortieren wir zerbrochene Spiegelscheiben aus und tragen viel zum Müll. Trotzdem ist ihre neue Wohnung bereits mit den Sachen der alten kleinen Wohnung voll gefüllt. Julia hat keine Ahnung, wie schwer wir gearbeitet und wie viele liebe Menschen geholfen haben, sagt nur später: *»Was für ein Getue um diesen Umzug, wenn ich nicht schwanger gewesen wäre, hätte ich das an einem Tag gemacht!«*

... so scharf ist der Schmerz

Schon nach drei oder vier Tagen in der Klinik läuft Julia abends mit Louis heimlich in die neue Wohnung. Wir finden bereits wieder überall volle Aschenbecher. Louis sagt uns später, das Kinderzimmer, die Vorhänge, sie habe gestaunt, alles habe ihr gefallen; mir sagt sie das nie.

Ich rufe wieder im Krankenhaus an. Es heißt, Julia werde am Donnerstag, den 7. November, entlassen. Jetzt klappen wir Uromas kleines Kinderbettchen zusammen und packen es in meinen Corsa. Sie hat auch ein Kopfkissen mit einem warmen Bezug dabei, auf das wir dich legen wollen, wenn wir dich nach Hause fahren. Es ist so schlimm, in Küche, Wohnzimmer und Flur sind noch keine Lampen angebracht, überall unausgepackte Kisten und Kartons.

Wir fahren also in die Klinik, bauen vorher noch schnell das Bettchen in deinem Kinderzimmer auf, räumen Lebensmittel in den Kühlschrank ... Als wir in der Klinik ankommen, entschuldigt sich die Schwester, sie habe sich geirrt, Julia würde noch zwei Tage bleiben und das Füttern und Wickeln lernen. Vielleicht, weil man bei dir eine leichte Gelbsucht festgestellt hat. Ich bin ganz erleichtert, noch zwei Tage Frist zu haben, um den Rest zu erledigen.

Als wir gegen 11.00 Uhr Julias Zimmer betreten, hat sie ihren Rucksack gepackt, Louis hält dich und Julia schreit: *»Was wollt ihr denn schon wieder?«* Also ausgeträumt, doch in die halbfertige Wohnung! Wir kommen nicht dazu, ihr zu sagen, dass wir sie mit dir und Louis in ihre neue Wohnung fahren wollen. Sie schreit gleich weiter: *»Gestern habt ihr mir das Jugendamt auf den Hals gehetzt, heute kommen noch die Stadtwerke (?), so eine asoziale Familie sind wir eben. Vielleicht solltest du* (also ich) *mal zum Arzt gehen!«*

Es ist sicherlich nicht klug und nicht der richtige Zeitpunkt, aber ich wollte es ihr schon so lange in Ruhe sagen und habe mich nicht getraut – wegen ihrer Aggressivität und Verwirrtheit –, jetzt höre ich mich sagen: *»Du musst zum Arzt.«* Sie springt auf, wütende Augen, voller Hass, geht mit einer Wasserflasche auf mich los und Oma springt dazwischen. Ich verlasse das Zimmer, suche verzweifelt ein Telefon, alle sind besetzt, keine Telefonkarte, frage einige Leute verstört nach Münzen. Erreiche endlich den Telefonanschluss ihrer Betreuerin, ihr Vertreter ist dran. Keine Erinnerung mehr, was ich ihm sage. Erreiche auch den Professor. Er ist genervt, sagt: *»Frau Rombach, ich habe seit zwei Tagen nur noch mit Julia zu tun«*, und legt den Hörer auf (erst Monate später erfahre ich, dass er jeden Tag einen Arzt zu Julia in die Klinik geschickt hatte). Außer mir renne ich aus der Zelle und treffe zwei Leute – einen Mann und eine Frau vom Jugendamt –, die zu Julia wollen. Dann erscheint auch Julias Betreuerin, die Rechtsanwältin, sie wollen alleine mit Julia sprechen. Ich bleibe draußen. Vorher wechselt Julia noch im Flur ihren Slip (weiß nicht, warum im Flur) und sagt: *»Ich habe ja eine Psychose, da kann ich das ja machen ...«*, eine Szene wie aus *»Einer flog übers Kuckucksnest«* (sehr bekannter Film über die Psychiatrie).

Später gehe ich ins Zimmer zurück und setze mich ganz still auf einen Stuhl in die äußerste Ecke. Die beiden Sachbearbeiter vom

Jugendamt sind sehr lieb, Julia ist total verwirrt. Sie sagt: *»Dann geben Sie doch mein Kind einer Leihmutter.«* Im nächsten Moment sagt sie ganz bestimmt: *»Verlassen Sie jetzt bitte mein Zimmer!«* Es gibt Konferenzen mit den Ärzten, ob du noch bleiben kannst, man gibt dich ihr nicht mit. Louis wendet leise ein: *»Ich bin ja auch noch da.«* Julia schreit uns an: *»Wir hatten uns einen schönen Abend machen wollen, das habt ihr uns jetzt verdorben.«* Sie ist wie ein Kind von zwölf Jahren, das »Familie spielen« will. Sie sagt: *»Mein Bubele …«* und ich wundere mich wieder einmal, warum mein Herz nicht einfach stehen bleibt, so scharf ist der Schmerz. Was hat sie nur verbrochen?

Es regnet, Julia nimmt ihren Rucksack und Louis die große Reisetasche und so rennen sie davon, ohne dich, ein Bild des Elends. Die Schwestern sitzen alle zusammen und tuscheln, eine zeigt auf mich, sie lachen. Werde ich jemals aus diesem Albtraum erwachen, der jetzt erst richtig beginnt? Sie fahren (wie ich später höre) zu Louis, die Reisetasche steht monatelang unausgepackt mit nassen Handtüchern bei ihm, bis ich sie irgendwann mitnehmen darf.

Der Sachbearbeiter vom Jugendamt möchte sich gerne Julias Wohnung ansehen. Julia sagt zu mir, kurz nachdem sie mit der Flasche auf mich einschlagen wollte: *»Mach du das, zeig ihm die Wohnung.«* Merkwürdig, für sie unangenehme Dinge lässt sie mich nach wie vor machen.

Ich warte abends mit Uroma Henny in der Wohnung, Louis ist auch gekommen, Julia ist bei ihm zu Hause. Der Mann vom Jugendamt sieht sich die ganze Wohnung an, die Kisten stehen noch unausgepackt herum, aber es ist sauber und er sieht, wie viel wir schon gearbeitet haben. Das Kinderzimmer ist fertig. Der schöne helle Schrank, deine Wickelkommode mit schöner Auflage, in der Ecke das hohe Regal mit deiner Erstlingswäsche, der bunte, freundliche Kinderteppich mit den vielen Elefanten, Affen und Giraffen, und vor allem das süße, kleine Bettchen mit der Polsterung ringsum hat es ihm angetan. Ich sage ihm, dass ich alleine und berufstätig bin und noch mindestens zwei Jahre arbeiten muss. Die Uroma Henny möchte dich gerne nehmen, darüber lächelt er natürlich, mit 81! Louis sagt wieder: *»Ich bin doch auch noch da«*, aber es scheint den Mann vom Jugendamt verständlicherweise alles nicht zu überzeugen. Er sagt, dass er dich vorläufig nicht herausgeben kann. Wir sind alle sehr verzweifelt.

Uroma und ich besuchen dich wieder im Krankenhaus. Du kannst jetzt nicht mehr auf der Entbindungsstation bleiben; es ist noch keine Pflegemama gefunden. Man einigt sich, dich so lange auf die Kinderstation zu verlegen. Wir kommen zufällig, als du dorthin gebracht werden sollst, und schieben dich in einem kleinen Bettchen mit der Schwester durch viele Kellergänge zu dem anderen Gebäude der Kinderstation. Dort wirst du von den Schwestern lieb in Empfang genommen und Uroma und ich sind ganz furchtbar traurig.

Die Eskalation

Gleich am Montag hole ich Uroma ab und wir fahren wieder in die Wohnung; es muss weitergehen! Endlich funktioniert auch das Telefon. Ich rufe beim Installateur an. Er kommt und schließt nun nach langem Warten die Waschmaschine an. Julia ist in der Wohnung, Uroma gibt ihr ein mitgebrachtes belegtes Brötchen, an dem sie herumknabbert. Louis kommt. Sie wollen dich auf der Kinderstation besuchen und gehen zusammen weg. Später kommt Louis alleine zurück. Julia war nicht mit bei dir, sie ist ihm unterwegs weggelaufen und sagte zu ihm: *»Mach dir einen schönen Tag mit dem Kind.«*

Viel später einmal sagt mir Julia, Louis habe ihr vorgeworfen, sie sei schuld, dass er sein Kind nicht habe. Wann? Damals, oder später?

Ich rufe Julias Betreuerin an, ihr Vertreter nimmt ab. Der junge Anwalt sagt: *»Es ist fünf vor zwölf, wenn Julia jetzt nicht in die Mutter-Kind-Betreuung geht, ist das Kind weg.«* Offenbar hat man es ihr schon vorgeschlagen. Wie ich höre, gibt es auch schon einen Platz für sie. Julia ist gar nicht mehr in der Lage, richtig zu verstehen, was das ist. Hört in Gedanken sicherlich nur »Psychiatrie«, verbindet es mit »verrückt« und ist voller Wut und Hass bei solchen Vorschlägen. Der Anwalt meint, wir sollen sie vorsichtig vorbereiten. Ich sage: *»Dann wird sie wieder aggressiv.«* Sie kommt zurück.

Oma ist oft viel mutiger als ich, aber auch ahnungsloser. Sie sagt ganz lieb und vorsichtig: *»Julia, hast du denn gar kein Gefühl für das arme kleine Wesen, es braucht dich doch ... geh doch in diese Mutter-Kind-Betreuung.«* Da springt Julia mit einem Schrei auf, Augen wie wahnsinnig, geht auf die Uroma und mich gleichzeitig los und schreit, schlägt und tritt mit Händen und Füßen. Sie kommt mir vor wie eine indische Gottheit mit hundert Armen und Beinen und sie tritt und schlägt mit solcher Wut und Kraft und schreit Oma an: *»Du alte ...«* (ich kann es nicht wiederholen, es ist zu obszön), tritt mich in den Unterleib – es schmerzt viele Wochen – und schreit mich an: *»Du unfruchtbare fette, alte Sau mit deinen Wechseljahren.«* Louis packt sie von hinten und hält ihre beiden Arme fest, aber er hat Mühe, sie zu halten. Ich weiß nicht, was sonst passiert wäre. Sie steht auf Omas Brille. Ich renne aus der Wohnung, um sie nicht noch mehr zu reizen. Rufe immer: *»Oma, komm«*, versuche noch, sie mitzuziehen, aber Oma will nicht ohne ihre Brille gehen, sucht wohl auch verwirrt nach ihrer Tasche, was ich jetzt alles nicht so wichtig finde. Julia rennt uns nach ins Treppenhaus, schreit obszönste Worte mit schrecklich lauter, überschnappender Stimme und verzerrtem Gesicht; es ist grauenhaft. Sämtliche Türen haben sich geöffnet, überall stehen die türkischen Familien mit ihren Kindern und ein paar ältere deutsche Frauen und sehen uns mitfühlend und ratlos an. Sie haben mich wochenlang und auch Uroma in den letzten Tagen schwer tragen und arbeiten sehen. Wir rennen hinunter. Im Hof stolpert Oma beinahe über ein Brötchen, sie dreht sich um und sieht ihre Tasche liegen. Julia hat sie aus dem vierten Stock geworfen. Ausnahmsweise haben wir heute auch zwei Malzbier eingepackt. Dieses schwere Geschoss aus dem vierten Stock – und direkt daneben spielen kleine Kinder. In der Tasche alles nass und beschmutzt, Glasscherben. Ich sage: *»So geht das jetzt nicht mehr weiter, es muss etwas geschehen.«* Ich nehme Oma an der Hand und wir rennen zu Julias Betreuerin über die Straße ein paar Schritte um die Ecke. Sie öffnet, steht oben auf dem Treppenabsatz und wir unten, wie arme Sünder, und sie spricht im wahrsten Sinne des Wortes von oben herab: *»Aber Frau Rombach, Sie kennen doch Ihre Tochter, es bringt doch nichts, dass Sie alle zwei Tage hier klingeln.«* Ich habe noch nie vorher bei ihr geklingelt (schon gar nicht ohne Termin), natürlich aus der Klinik und aus Julias

Wohnung angerufen. Ich sage: *»Ja, ich kenne meine Tochter, so war sie noch nie. Es muss etwas geschehen, sie muss eingewiesen werden.«* Darauf sie: *»So einfach geht das nicht.«* Ich: *»Das geht wohl so, rufen Sie den Richter an, ich habe sie selbst zweimal eingewiesen.«* Sie, immer noch in ganz gleichgültigem, genervtem Ton: *»Das werde ich auch tun ...«*

Ich kann das jetzt einfach nicht mehr so weiterlaufen lassen. Nehme Oma wieder an die Hand, fahre zum Vormundschaftsgericht, wir alle beide blass, in Arbeitskleidung, mit zerzausten Haaren. Wir finden die Tür des Richters, es ist wieder derselbe, der Julia beim ersten Mal 1990 eingewiesen hat. Er ist am Telefon (offenbar mit Julias Betreuerin). Er kommt zu uns heraus, aus seinem ordentlichen Büro und seinem ordentlichen Leben, und versucht uns abzuwimmeln. Niemand weiß, wie es in den letzten Monaten lief, niemand hat gefragt oder sich gekümmert, wie Julia den Umzug bewältigt, sie hätte mit drei Kisten in eine verschmutzte Wohnung ziehen können, ohne sich um- oder abzumelden. Niemand interessierte sich für sie, als sie mit ihrem dicken Bauch durch die Gegend irrte. Der Richter sagt so etwas wie, wenn ich Julias Zustand kenne, warum ich dann nicht von ihrer Wohnung wegbliebe oder so ähnlich. Sind wir also auch noch schuld, und soll ich mich als Mutter auch nicht kümmern, wenn es sonst niemand tut? Oma sagt: *»So geht das endgültig nicht mehr und wenn wir die Zeitungen informieren und das Fernsehen einschalten ...«* und er erwidert nur gelangweilt: *»Die helfen Ihnen doch auch nicht ...«* und wir können gehen.

Ich fahre Oma nach Hause. Wir verbringen den Nachmittag in tiefster Verzweiflung. Habe nur noch aufgeschrieben, dass Louis sich abends meldet, eine Frau von der Betreuungsstelle sei *»mit zwei Mädels«* bei Julia gewesen. Louis sagt: *»Julia ist dann wieder ganz ruhig gewesen.«* Natürlich hat Louis in Julias Beisein (ich kenne ihn schon) ihr Verhalten auch stark heruntergespielt, weil er sonst wieder rausgeworfen wird. Als ich es ihm auf den Kopf zusage, leugnet er es nicht. Sie hätten allerdings bemerkt, dass Julia verwirrt ist, und haben ihr einen Mutter-Kind-Platz angeboten.

Mein Urlaub ist auch zu Ende, im Büro wartet viel Arbeit und ein Berg Ablage. Rufe wieder beim Jugendamt an – es wird ein Gutachten erstellt. Am 15. November rufe ich den Arzt in der Psychiatrie an: *»Julia war mit Louis eine Minute da«*, er hat sich ihre Telefonnummer geben lassen.

Uroma Henny ruft Oma Drehling an. Opa Drehling habe zur Oma gesagt: *»Wir werden um das Baby kämpfen bis vors Oberste Gericht«*, sie wollen dich in ihr Schlafzimmer stellen. Was hat plötzlich ihre Meinung verändert? Zuerst haben sie angezweifelt, ob Louis dein Vater ist, weil Julia ihm immer wegläuft. Aber niemand kann leugnen, dass Louis dein Vater ist, du siehst ihm unwahrscheinlich ähnlich; du hast auch ganz zarte Haut, häufig mal kleine rote Pickelchen, besonders, wenn du Erdbeeren isst, wir hoffen so sehr, dass du nicht seine Allergie-Anlagen geerbt hast.

In großer Eile lassen sich Louis' Eltern von einem Bekannten drei Zimmer überstreichen, denn das Jugendamt hat seinen Besuch angesagt. Seine dicke Mutter mit der Arthrose, die nicht laufen kann (ich darf nicht daran denken, wie du ihr heute wegrennen würdest und was dir schon alles passiert wäre), sein alter Vater, das alte Haus, die Einsamkeit der Lage, Louis nebenan, auch lebensuntüchtig ... Der Sachbearbeiter und die Sozialarbeiterin vom Jugendamt, die Julia auch im Krankenhaus aufsuchten, machen den Hausbesuch. Das Ergebnis: sie bekommen dich nicht. Louis' Eltern suchen auch eine Anwältin auf, aber es verläuft im Sand. Vielleicht will das Jugendamt auch nicht, dass du so nahe bei deinen Eltern unter ihrem Einfluss lebst, ich weiß es nicht.

Auch in der alten Wohnung muss es nun weitergehen und sie muss frei werden. Julia hat ihre kalte Asche offenbar zuletzt nicht mehr in den Hof in die Tonne getragen, sondern im Kohleeimer stehen lassen und den Rest einfach hinter dem Herd aufgehäuft; es ist unglaublich. Erstmals glaubt jetzt auch Peters Frau Gabi, als sie uns an einem Tag beim Hinübertragen der letzten Kisten, Wännchen und Pflanzen in den schweren Töpfen hilft, dass Julia schwer krank ist. Louis trägt ein paar Sachen von Julias Wohnung hinunter, über den Hof und zum 4. Stock hinauf und ist sofort schweißgebadet. Oma hat stundenlang den Küchenherd bearbeitet, wir wollen die Wohnung ja sauber hinterlassen.

Nach der letzten großen Aktion, den Teppichboden rauszureißen und zu entsorgen, bei der wir wieder einmal auf fremde Hilfe angewiesen sind, weil Louis den Termin platzen lässt, bringe ich schließlich der Vermieterin den Schlüssel vorbei, mit einem Tablett Kuchen und Kaffee für die Sachbearbeiter und bedanke mich für ihre Geduld und Hilfe – ich bin wirklich dankbar.

In dieser Zeit nach deiner Geburt rufe ich trotz großer Bedenken auch deinen Opa Willi, Julias Papa, an und sage ihm: *»Du bist Großvater geworden.«* Er sagt: *»Ach, wie goldig«*, und ich sage ihm: *»So goldig ist das nicht, Fabian kommt wahrscheinlich zu Pflegeeltern«*, und er schnauft ärgerlich. Er besucht deine Mama nicht im Krankenhaus, ruft sie aber viel später zu Hause an. Louis nimmt ab und sagt ihr, dass es ihr Vater sei, aber Julia geht nicht ans Telefon.

Jetzt besuche ich dich auf der Kinderstation. Das ist nicht so einfach. Ich muss betteln, dass ich dich sehen darf (Absprache zwischen Jugendamt und Krankenhaus). Als Oma habe ich keine Rechte, die Uroma schon gar nicht, aber man hat auch Mitleid mit uns. Eine Schwester ist sich nicht sicher, ob Julia meinen Besuch bei dir wünscht. Trotz Julias widersprüchlichem Verhalten – mal besucht sie dich und füttert dich, dann kommt sie wieder nicht und Louis kommt alleine – hat man Befürchtungen, dass sie dich entführen könnte. Unser Blick ist stets ängstlich zur Tür gerichtet, denn wenn deine Mama kommt, wollen wir sofort gehen. Deine Haare sind seit deiner Geburt gewachsen und stehen vorne kerzengerade in die Höhe. Du siehst lustig aus, wie ein Vögelchen, das aus dem Nest gefallen ist – und das bist du ja auch irgendwie. Am Kopfende deines Bettchens sitzt ein Teddybär, den hat deine Mama dir gebracht, und auch ein gelbes Entchen. Wie ich später erfahre, hat sie ihrer Betreuerin, der Rechtsanwältin, versprochen, die Tagesklinik der Psychiatrie drei Stunden täglich zu besuchen, man würde dich dann zu ihr bringen. Aber auch daraus wird leider nichts, sie ist viel zu krank, um noch Einsicht zu haben und sich an irgendwelche Regeln zu halten. Die Betreuerin müsste diese Dinge ja kontrollieren, aber nichts geschieht. Seit Jahren fühle ich mich wie Don Quichotte, kämpfe gegen Windmühlen (sprich Ämter und ihre Vertreter).

Das Krankenhaus kann dich ohne Krankheit nicht unbegrenzt behalten. Mittlerweile hat man bis zum Gerichtstermin am 27. November eine Übergangs-Pflegemutter gefunden. Als ich wieder einmal im Krankenhaus bin, erfahre ich zufällig und unbeabsichtigt ihren Namen und wo sie wohnt (offiziell darf man mir das nicht sagen). Die Pflegemutter besucht dich im Krankenhaus und Julia kommt gerade auch an diesem Tag. Ich erfahre, dass Julia draußen wartet, bis sie gegangen ist, dann erst kommt sie zu dir ins Zimmer. Am 21. November holt dich diese Frau aus dem Krankenhaus ab.

Seit dem großen Streit habe ich Julia weder besucht noch gesprochen. Ich bin für sie da und lasse natürlich auch alles weiter liefern und möchte ihre Wohnung fertig einrichten, aber ich möchte ihr in nächster Zeit nicht begegnen und auch nicht mit ihr sprechen. Ich trage regelmäßig weitere Einrichtungsgegenstände zu ihr hinauf, stelle sie vor der Wohnungstür ab, laufe runter und klingele von unten. Höre zunächst den Summer, warte eine Weile, gehe dann nochmals nach oben und sehe, dass sie alles in die Wohnung genommen hat. Niemand kann ermessen, wie schmerzvoll und demütigend es ist, alles wortlos vor die Tür zu stellen und sich davonzuschleichen.

Mittlerweile habe ich im Telefonbuch die Nummer deiner Pflegemutter herausgesucht und rufe dort an. Es geht dir gut, es ist ihnen auch recht, dass ich dich besuche, aber es muss erst vom Jugendamt genehmigt werden – schon muss ich wieder betteln.

Dann habe ich einen Anruf auf Band vom Jugendamt, dass sie meine Krankenversicherungskarte brauchen. Du bist bei Julia mitversichert und sie bei mir. Bist du jetzt etwa auch krank? Später erreiche ich die Pflegemutter, nein, du bist zum Glück nicht krank, nur ein Impftermin. Die Mitarbeiterin vom Jugendamt sagt mir: *»Der Fabian ist bumperl-gesund«*, ach, bin ich glücklich.

Das Gutachten

Am 27. November ist der Gerichtstermin; Julia wird das Sorgerecht entzogen. Sie ist nur in Begleitung ihrer Betreuerin, der Rechtsanwältin. Wer zu deinem Vormund bestellt wird, entscheidet sich erst am 19. Dezember. Louis möchte gerne dein Vormund werden, aber ohne Arbeit und abhängig von seinen Eltern ist er dazu nicht geeignet. Die Behörde nennt ihn *»lebensuntüchtig«*. Es ist also nicht nur Julias *»Schuld«*, dass du nicht bei ihnen leben darfst. Später wird ein Mitarbeiter des Jugendamtes dein Vormund.

Das Gutachten klingt furchtbar, war aber nicht anders zu erwarten:

> ***Beschluss***
> *In der Vormundschaftssache betreffend das minderjährige Kind*
> ***Fabian R., geb. am 01.11.1996***
> *wird der Kindesmutter Julia R., wohnhaft ...., gemäß § .... das Personensorgerecht für ihr Kind Fabian entzogen und dieses auf das Jugendamt der Stadt Mittelstadt als Pfleger übertragen.*
>
> ***G r ü n d e:***
> *Fabian ist das am 01.11.1996 nichtehelich geborene Kind der Kindesmutter Julia R.*
>
> *Aufgrund der Feststellungen des Jugendamtes der Stadt Mittelstadt ist Frau R. aufgrund ihrer Erkrankung – sie leidet an einer Hebephrenie, einer Form der Schizophrenie – nicht in der Lage, den Säugling ordnungsgemäß zu versorgen. Ihre Angaben nach dem Tagesablauf der Versorgung des Kindes seien diffus und widersprüchlich. Das Verhalten der Kindesmutter sei unberechenbar und zeitweise aggressiv. In der Vergangenheit sei es immer wieder vorgekommen, dass sie nach Konfliktsituationen einfach weggelaufen sei.*
> *Nach dem Gutachten des Arztes am Stadtkrankenhaus, Dr. .... vom 18.11.1996 ergibt sich zum Krankheitszustand der Kindesmutter folgender Sachverhalt:*
> *Die Kindesmutter leidet seit 1990 unter einer paranoid-halluzi-*

natorischen Schizophrenie. Zurzeit besteht keine paranoid-halluzinatorische Symptomatik, sondern ein Residualzustand, der durch affektive Störungen und formale Denkstörungen gekennzeichnet ist. Die Kindesmutter ist ambivalent und in der Stimmung häufig inadäquat gehoben. Im formalen Denken ist sie assoziativ aufgelockert. Durch die ausgeprägte assoziative Auflockerung ist die Fähigkeit, komplexe Zusammenhänge zu erfassen und eine entsprechende Behandlungsplanung zu entwerfen, deutlich eingeschränkt. Die Kindesmutter reagiert zeitweilig in Belastungssituationen mit inadäquaten aggressiven Erregungszuständen. Bekanntermaßen können Menschen mit einer Schizophrenie unter Belastungssituationen mit einer psychotischen Dekompensation reagieren. Die Geburt eines Kindes und die Anforderungen durch die Versorgung des Säuglings stellen für die Mutter hohe Belastungen dar. Bei der bestehenden, zurzeit unbehandelten und durchaus symptomatischen Psychose der Kindesmutter, kann eine weitere psychotische Dekompensation ausgelöst werden, die zu einer Gefährdung des Säuglings durch Unterlassung führen kann. Aggressive Erregungszustände können nicht ausgeschlossen werden. Es besteht die Gefahr, dass die Kindesmutter bei emotionalen Belastungen, etwa bei Schreien des Säuglings, in aggressiver Weise reagiert. Eine erhebliche Gefährdung des Säuglings kann damit nicht ausgeschlossen werden.

Wegen der weiteren Einzelheiten wird auf den Bericht des Jugendamtes vom 12. November 1996 und auf das Gutachten des Arztes für Psychiatrie, Dr. ....., vom 18.11.1996 Bezug genommen. Wegen des Anhörungsergebnisses der Kindesmutter wird auf das Sitzungsprotokoll vom 27.11.1996 verwiesen. Nach diesem festgestellten Sachverhalt, den die Kindesmutter nicht in Abrede gestellt hat, war dieser gemäß §§ ... BGB das Personensorgerecht für ihr Kind Fabian zu entziehen. Nach dem eingehenden ärztlichen Gutachten ist die Kindesmutter derzeit nicht in der Lage, den Säugling ausreichend zu versorgen. Aufgrund ihrer Erkrankung besteht die Gefahr von außerordentlichen Reaktionen, die zu einer Gefährdung des Säuglings führen können. Insoweit war es geboten, der Kindesmutter das Personensorgerecht zu entziehen. Sie hat dieser Entziehung bei ihrer Anhörung nicht ausdrücklich widersprochen. Zum Pfleger war das hierzu bereite Jugendamt der Stadt Mittelstadt zu bestellen.

Nach dem ärztlichen Gutachten sollte nach einem Jahr eine Überprüfung der Notwendigkeit eines weiteren Entzuges des Personensorgerechtes erfolgen. Voraussetzung hierfür sei jedoch, dass sich die Kindesmutter einer regelmäßigen nervenärztlichen Behandlung unterzieht. Die krankheitsbedingte Entwicklung der Kindesmutter sei nach einer regelmäßigen nervenärztlichen Behandlung neu zu beurteilen. Ob und zu welchem Zeitpunkt eine Rückführung von Fabian zur Kindesmutter verantwortbar erscheint, wird hauptsächlich von dem zukünftigen Verhalten der Kindesmutter abhängen. Erst wenn hinreichende Gründe dafür vorliegen, dass sich das Krankheitsbild bei der Mutter positiv verändert hat, kann über eine Aufhebung des Personensorgeentziehungsbeschlusses entschieden werden.
Die Kostenentscheidung folgt aus § 94 Abs. 3 Kostenordnung.

Mittelstadt, den 27.11.1996 *(gez.: .....)*
Amtsgericht, Abt. 20 *Richter am Amtsgericht*

Ich lese dieses Gutachten zu Hause und denke an meine Julia von früher, mein liebenswertes, kluges Mädchen und eine Eisenklammer umschließt mein Herz, aber ich kann nicht widersprechen, es stimmt. Julia kann nicht für dich sorgen, nicht einmal für sich selbst. Vor nicht langer Zeit sagte sie, wenn sie aus dem Krankenhaus komme, werde sie dir erst einmal in einem Reformhaus schönes kräftiges Maismehl für ein Fläschchen mahlen lassen. Ich weiß nicht, was sie dir alles angetan hätte aus lauter Liebe. Und auch die Uroma Henny, wenn sie Julia in der ersten Zeit geholfen hätte, würde nach kürzester Zeit von Julia weggeschickt werden, weil Julia immer alles besser weiß. Julia hätte sie nicht einen Tag geduldet, nicht einmal Stunden.

Es ist Nikolaus, morgens koche ich und bringe das Essen mittags zu Julia, zusammen mit einem kleinen Album mit Fotos von dir, auch für Louis Fotos und für beide einen Umschlag mit einem Geldschein. Stelle es in einer Tüte vor die Tür und dann wieder, wie üblich, unten klingeln, auf Summton warten, hochschleichen, ja, meine Tüten sind weg. Jetzt kann ich wenigstens selbst auf dem Weihnachtsmarkt mit ruhigem Gewissen etwas essen. Als ich dann später mit meiner Freundin nach Hause fahre, hat ihre Tochter ihr einen lieben Gruß und einen gebackenen Nikolaus hingelegt und ich bin plötzlich todtraurig. Wie sehr würde ich mich über eine solch kleine Geste meiner Tochter freuen, aber es kommt nichts, nicht einmal ein Danke. (Ich weiß, ich kann es nicht erwarten, aber manchmal sehnt man sich danach.)

Bis ich dich wieder einmal besuchen darf, ist es der 12. Dezember. Louis und Julia haben einen Besuchstermin bei dir bei deiner Pflegemama. Der Sachbearbeiter vom Jugendamt hat auf mein Band gesprochen, dass ich dich besuchen dürfe, wenn Louis und Julia damit einverstanden seien. Ich sage zu Louis, dass ich selbstverständlich zu Hause bleibe, wenn Julia mitfahren will. Abends ruft er mich an, Julia kommt nicht mit.

Du liegst in einem Netz-Krabbelgitter und schläfst. Deine Pflegemama sagt – laut aber herzlich – es sei deine Zeit, wir sollen dich wecken. Louis darf dich dann unter Aufsicht der Pflegemutter wickeln und füttern, er tut es vorsichtig und unbeholfen. Du fühlst dich offensichtlich wohl bei ihm, siehst ihm intensiv ins Gesicht. Er hält dich gerne und man sieht, dass er dich liebt. Auch für ihn ist das alles sehr schwer. Später halte ich dich auch und summe dir ein Liedchen. Es tut weh, wenn man dies bei fremden Menschen tun muss und unter Zeitdruck, weil man sie ja aufhält und belästigt. Deine Pflegemutter sagt, dass du zum ersten Mal zwei Nächte durchgeschlafen hast. Du trinkst jetzt fünf Fläschchen und hast seit deiner Geburt bereits ein Kilo zugenommen.

Auf der Rückfahrt fahren wir bei Julias Wohnung vorbei. Unbeschreiblicher Zustand, überall schmutzige Wäsche, alles übersäht mit verfärbten Handtüchern, die Heizplatte der neuen Kaffeemaschine total eingebrannt. Sie steht auf dem Kühlschrank, Kaffee rinnt am Kühlschrank hinunter. Nehme in Eile schmutzige Wäsche mit, immer mit dem Gefühl, sie steht gleich hinter mir, weil sie bei Louis wegläuft, wenn es ihr zu lange dauert. Louis sammelt etwa zwanzig leere Bierflaschen ein, weil er Pfand dafür bekommt.

Ich bin zum Geburtstag einer Freundin eingeladen, aber ich kann in diesem Jahr nirgends Besuche machen und bitte sie um Verständnis, wenn ich nicht komme. Ich kann einfach nicht mehr an Feiern mit »normalen« Menschen teilnehmen, bei uns ist nichts mehr normal. Ich weiß, sie verstehen es nicht, sprechen von *»Ablenkung, die doch gut täte«*. Ich bin so zutiefst getroffen und verzweifelt, mich kann nichts und niemand mehr von etwas ablenken und mir tut auch nichts gut. Ich mache zwar meine Arbeit weiter wie ein freundlicher Roboter, aber ich kann mindestens ein Jahr niemanden mehr besuchen und irgendwelche Feste feiern und es ist mir auch gleichgültig, ob es jemand versteht oder nicht.

Am 18. Dezember werfe ich, nach langem Zögern, meinen Brief beim Gericht in Mittelstadt ein. Ich beantrage die Vormundschaft für dich. Die widerstrebendsten Gefühle bewegen mich. Was kann, soll und muss ich tun – gar nichts, warten, beten und hoffen? Louis möchte dein Vormund werden, ich weiß schon lange nicht mehr, was gut oder nicht gut für dich ist. Er ist ja dein Vater und der Kontakt soll erhalten bleiben (ich weiß, wie sehr deine Mama immer ihren Vater vermisste und noch vermisst). Andererseits, wenn er es nicht wird, werden es wieder fremde Menschen. Julia hatte viele fremde Betreuerinnen, ich habe gesehen, wie wenig Außenstehende interessiert sind. Wenn es ein Fremder wird, kann ich überhaupt nichts mehr in deinem Leben mit entscheiden. Andererseits habe ich große Angst vor der Verantwortung wegen Julia und ihrem Verhalten. Angst, mich auch gegen sie entscheiden zu müssen, das würde sie mir nie verzeihen. Die erste Pflegefamilie hat mir bei unserem Besuch nicht gefallen, als Vormund hätte ich in Zukunft auch Einfluss auf die Wahl deiner Familie. Das Jugendamt möchte dir eine aussuchen, die dich auch adoptieren würde, denn du sollst ja möglichst lange in einer Familie bleiben. Julia würde dem niemals zustimmen und einer kranken Mama kann man dich nach dem Gesetz auch nicht einfach für immer wegnehmen. Wenn es aus irgendeinem Grunde jedoch trotzdem einmal anstünde (sei es, dass es deiner Mama schlechter ginge, besonders, wenn sie sich weiterhin nicht behandeln lässt), dann könnte eine Adoption auf uns zukommen. Ich müsste dem als Vormund dann zustimmen. Ich würde vielleicht sehen, dass es (so wie jetzt deine liebe Familie) gut für dich wäre, aber ich könnte es Julia gegenüber nicht verantworten. Und was wäre, wenn ich zustimmen würde und Julia später einmal, was auch geschehen kann und was ich hoffe, wieder ganz gesund würde? Dann wärst du für immer weg und Julia würde daran zerbrechen – und ihr Hass auf mich wäre unbeschreiblich. Ich kann das eigentlich nicht tun – und trotzdem: Ich bin da, ich liebe dich, ich liebe Julia, kein anderer ist richtig interessiert und ich kann mich nicht raushalten. Was auch immer ich tue oder auch nicht tue – später wird es wieder als falsch erscheinen. Soll ich deshalb von vornherein gar nichts mehr tun? Ich werfe meinen Brief ein!

Der Richter ruft mich dieses Mal im Büro an. Er ist sehr nett. Louis ist nicht als Vormund geeignet und er rät mir auch ab. Er hat jemand vom Jugendamt zu deinem Vormund bestellt, meint, das sei nicht auf ewig, später könne ich mich trotzdem noch jederzeit darum bemühen. Dass es nicht für alle Zeit ist, beruhigt mich, und ich gestehe es, so wie Julia zu mir steht, bin ich froh, dass ich es versucht habe, aber doch nicht dazu bestellt worden bin. Wenn ich daran denke, wie wütend Julia schon ist, wenn ich nur vorne im Krankenwagen sitze ...

Dezember 1996. Es ist ein trauriges Weihnachtsfest in diesem Jahr, Uroma Henny mit Herzproblemen im Krankenhaus, du bei fremden Menschen, deine Mama so krank, kein Kontakt. Natürlich stelle ich ihr die üblichen Tüten mit einigen leckeren Sachen vor die Tür. Ich glaube, ein paar Leute, die Weihnachten auch einsam sind (auch Michael) haben sie besucht, obwohl jetzt auch Michael auf Rückzug ist. Ihre wenigen Bekannten wollen Julia kaum noch sehen, weil sie immer nur »schnorre«, d. h. sich Zigaretten erbettelt, eine Unterhaltung mit ihr ist nicht mehr möglich.

Vom Jugendamt erfahre ich, dass jetzt eine Pflegefamilie gefunden wurde, die dich länger behalten, sogar adoptieren würde. Ich frage, wo? In der Nähe von Auchstadt, 20 Minuten Autofahrt (später stelle ich fest, dass es gut 45 Minuten sind). Ich wende ein, dass Louis und Julia kein Auto haben, man sagt mir, die Pflegeeltern würden dich auch mal nach Mittelstadt bringen.

Kurz vor Weihnachten erfahre ich, dass du von deiner neuen Familie bereits abgeholt worden bist. Ich versuche herauszufinden, bei wem du jetzt lebst. Mitten in meiner größten Unruhe bekomme ich einen Anruf von deinem Pflegepapa, er kann sich meine Sorgen vorstellen, hält es für seine moralische Pflicht, sich zu melden, und sagt mir, dass es dir gut geht – das macht mich sehr glücklich. Deine neue Pflegemama sagt mir, drei Tage habest du fremd gerochen, dann seist du ihr Kind gewesen. All dies macht mich gleichzeitig glücklich und traurig, nicht zu glauben, dass so gegensätzliche Gefühle nebeneinander existieren können.

Jahreswende 1996/1997. Ich koche etwas, bringe es mit Lebensmitteln wie so oft bei Julia vorbei. Es ist der 1. Januar. Julia öffnet mir, sie sieht furchtbar aus. Haare wild gekraust und in allen Farbtönen von rot bis schwarz, grau und glanzlos. Ich wünsche ihr ein gutes neues Jahr und sie mir auch. Sie lächelt mich merkwürdig an, nimmt mir die Sachen ab und schließt gleich die Tür. Fahre anschließend noch bei Louis vorbei. Er war Silvester wieder alleine, hat sich *»zugesoffen«*. Er ist es noch, hat gerade mit Julia telefoniert, er soll kommen. Deine Mama Julia und dein Papa Louis sind beide liebenswert, aber krank, keiner von beiden ist stark genug, dem anderen zu helfen. Keiner von beiden ist für den anderen eine Stütze, sie ziehen sich gegenseitig herab, trotzdem sind sie in ihrer Einsamkeit immer wieder verbunden. Was wird das neue Jahr bringen?

Seit über einem Monat habe ich dich nicht gesehen. Ich denke so oft an dich, jetzt bist du schon beinahe drei Monate alt – wie siehst du aus, wächst du schön, bist du gesund, bist du glücklich, wirst du gut versorgt und hat man dich auch ein wenig lieb? Erkennst du schon deine neue Pflegemama? Ich denke wieder über vieles nach. Was, wenn mir ernsthaft etwas passieren würde, wie kann ich Julia schützen? Ich muss ein Testament machen, aber wie mache ich das mit meiner Eigentumswohnung, dass ihr beide etwas davon habt? So viele Gedanken bewegen mich ständig.

Endlich bekommen wir einen Besuchstermin, ich darf dich am 20. Februar 1997 im Jugendamt sehen. Ich fahre zu Oma nach Großstadt und nehme sie einfach mit, sie hat gar keine Rechte, will aber, wenn man sie nicht mit reinlässt, einfach vor der Tür warten, um einen Blick auf dich zu werfen. Die Sozialarbeiterin ist zunächst überrumpelt und schnippisch, weil Uroma dabei ist, will sie aber dann doch nicht wegschicken und wird netter. Du siehst mich und fängst gleich an, laut zu lachen. Ich darf dich halten und du brabbelst und erzählst mit mir. Umwerfend.

Louis kommt schwitzend mit Verspätung und ohne Julia, der Bus ist ihm weggefahren. Auch er hält dich und Schweiß tropft von seiner Nase auf dich. Es sind sieben Erwachsene und zwei kleine Kinder im kleinen Zimmer versammelt. Nach einiger Zeit fängst du an zu weinen, dein Pflegepapa nimmt dich und legt dich auf seinen warmen Bauch und wärmt liebevoll deine kalten Händchen, was ich mit Freude sehe. Du fühlst dich gleich geborgen und schläfst ein. Wir sind jetzt eine Stunde da, die Türen werden geschlossen, die Leute wollen alle nach Hause und wir müssen gehen.

Der März 1997 nähert sich mit Julias Geburtstag am 9. März. Denke mit großer Angst an Julias letzten Geburtstag – und dieses Jahr ist ihr dreißigster! Der sollte eigentlich etwas Besonderes sein – und es geht ihr so schlecht. Traurig denke ich an ihre verlorene Jugend, die Zeit seit ihrem zwanzigsten Geburtstag; immer nur krank und einsam, niemals eine schöne Party mit echten Freunden oder auch nur netten jungen Leuten, Jugendjahre, für immer verloren, ein einziger langer Albtraum.

Mit Louis ist wieder einmal Sendepause, seit sie ihm ständig wegläuft und auch gegen ihn aggressiv reagiert. Er hält das für Bösartigkeit, versteht nichts von ihrer Krankheit, will nichts davon wissen.

Ich überlege, welche Freude ich Julia an diesem Tag machen kann, weiß ja nicht einmal, ob sie mich sehen will, möchte auch nicht so gerne alleine in ihre Wohnung wegen ihrer Aggressivität. Ich bitte Peter mitzukommen. Wir holen Oma ab und fahren zu dritt zu Julia. Es ist Mittag, sie kommt aus dem Bett – und hat ihren Geburtstag vergessen! Wie furchtbar traurig. Während sie mürrisch mit Oma und Peter spricht, räume ich, wie stets, in Eile den Kühlschrank ein. Trotz Peter wird sie aggressiv und wir müssen gehen, sie geht nicht mit.

Als sich ihre Träume von Mann und Kind und Familie in der neuen Wohnung nicht erfüllten, kaufte sie sich in ihrer Leere und Einsamkeit und Sehnsucht nach einem lebendigen Geräusch zwei

Zwergpapageien. Auch das ging nicht gut. Eines Tages lagen sie tot im Käfig. Sicher hatte sie sie vergessen, als sie wieder mal ein paar Tage bei Louis gewesen war.

Am 10. März schreibe ich an den Richter (der auch deinen Vormund bestellt hat), dass die Betreuungsstelle unbedingt bei Julia vorbeischauen müsse – am besten vormittags, das Telefon würde häufig nicht abgenommen, man müsse an der Tür lange klingeln. Ich schreibe ihm auch, dass sie demnächst tot in ihrer Wohnung liegen wird, wie ihre zwei Zwergpapageien, wenn nicht endlich jemand nach ihr sieht. Ich bestehe nicht auf eine Einweisung, ich will einfach, dass sie zu Hause besucht wird und andere notfalls diese Entscheidung treffen; sie bedarf dringend der *»aufsuchenden Hilfe«*.

Julia ruft mich an und fragt gereizt, warum ich ans Gericht geschrieben hätte. Ihre Betreuerin habe ihr das mitgeteilt. Ich sage: *»Weil ich den Eindruck habe, dass es dir schlecht geht.«* Sie will sich dann mit mir in einem Café treffen und wir sprechen auch, ganz vorsichtig, über dich. Ich sage ihr, wie froh ich bin, dass es dich gibt, sicher würdest du sie später auch einmal lieben. Sie sagt, sie sei auch froh.

Ihre Betreuerin, die Rechtsanwältin, sei am 11. April einmal bei ihr gewesen, wie Julia mir später sagt, habe aber keinen Kaffee gewollt; kein Wunder. Am 19. April schreibt mir der Richter, dass sie derzeit nichts unternehmen werden, es bestehe keine Gefahr für Julias Leben.

Es geht immer so weiter, anrufen, vorbeifahren, Wäsche mitnehmen, Lebensmittel bringen, es wird zu langweilig, das alles immer wieder im Einzelnen zu schildern.

Julia kommt wieder einmal zu mir zum Essen, schnüffelt in ihrem Zimmer herum, findet ein Sommerkleid, das ich ihr gekauft habe, und küsst mich spontan auf die Wange, es gefällt ihr. Sie hat eine dunkle und eine helle Socke in ihren Clogs an. Nach kurzer Zeit wird sie aggressiv, droht wieder mit Polizei und rennt weg. Ich bin sehr erschöpft und unglücklich. Habe mich trotz ihres Angriffs nach deiner Geburt entschlossen, keine Angst vor ihr zu haben. Ich kann nicht in Angst leben und kann Julia nicht abschreiben, also werde ich auch weiter wie bisher mit ihr zusammen sein – und zwar ohne Angst! Die Krankheit deiner Mama hat auch das mit sich gebracht – ich habe vor nichts und niemandem mehr Angst. Ich gehe zwar nicht im Dunkeln weg, weil ich nichts herausfordern möchte (außer natürlich zu Julia, wenn sie mich ruft), aber ich habe auch keine Angst mehr, dass mich jemand überfallen könnte – was kann mir noch Schlimmes geschehen?

Ärgere mich sehr über Uroma Henny. Sie hat im Fernsehen eine Talkshow gesehen. Eine Oma war dort, *»die noch älter ist als ich, und die vom Jugendamt ihren Enkel bekommen hat«*. Diese versteckten Vorwürfe erhalte ich ständig von allen, von Julia natürlich, und jetzt auch noch von Oma. Sie kennt doch wie sonst niemand mein Leben, wie kann sie mir so etwas sagen? Sicherlich hat diese andere Oma einen Mann und muss nicht arbeiten gehen. Wie kann ich dich alleine, mit Sorgen um Julia und Oma und meinen vielen Beschwerden noch zu mir nehmen, mit deiner Mama, die dich mir wegreißen und mitnehmen und halb verhungert zurückbringen würde, bei der ich *»nichts über dich zu bestimmen hätte«*. Soll ich einen traurigen, einsamen Jungen großziehen? Dich mit 75 Jahren noch durch Ausbildungen bringen, wo mir jetzt alles mit Julia schon zu schwer fällt? Und wenn ich früher sterbe und du bist erst 5, oder 7 oder 9, du kämst in ein Heim und deine Chancen auf ein liebes Elternhaus wären ziemlich bescheiden, kinderlose Ehepaare wollen lieber Babys. Manchmal überfällt mich eine hilflose, ohnmächtige Wut.

Bei Julia finde ich einen Brief von ihrer Vermieterin, in dem ihr die fristlose Kündigung angedroht wird, falls noch weitere Beschwerden (Nichterfüllung der Hausordnung, des Putzplans, nächtliche Ruhestörung etc.) eingehen. Ich mache wieder meinen Canossa-Gang und fahre bei der Vermieterin vorbei, es gibt eine neue Sachbearbeiterin. Ich versuche, ihr Julias Krankheit zu erklären, und sage, dass sie eine Betreuerin hat. Wir verbleiben so, dass die Betreuerin sich melden soll. Ich schreibe wieder Briefe. Einen an die Rechtsanwältin mit Kopie der angedrohten Kündigung und der Bitte, sich bei der Vermieterin zu melden, das Gleiche auch noch einmal an den Richter.

Viele Menschen, die von schizophrenen Symptomen betroffen sind, isolieren sich vollkommen. Sie können die langwierigen, verzweifelten und emotional angeheizten Auseinandersetzungen nicht aushalten, die das schizophrene Familienmilieu kennzeichnen. Nicht wenige Schizophrene driften so in ein Leben ohne Halt, ohne Wohnsitz, ohne Arbeit ab. Sie suchen Zuflucht in Dauerwohnheimen und Obdachlosenasylen oder – immer noch – in Langzeitbereichen psychiatrischer Krankenhäuser.
Viel Not könnte gemildert oder ganz vermieden werden, wenn die Betroffenen fachkundig beraten würden. Untersuchungen haben gezeigt, dass viele Angehörige im Laufe der Zeit lernen, mit den krankheitsbedingten zwischenmenschlichen Problemen fertig zu werden und den Kranken zu unterstützen. Aber bis heute lernen sie es durch Versuch und Irrtum und den Preis ungemessenen Leids. John K. WING fasst zusammen: »Einige lernen es, mit dem Kranken nicht über seinen Wahn und seine Halluzinationen zu diskutieren. Andere lernen es nie. Einige lernen es, den antriebsverminderten, sozial zurückgezogenen Behinderten zu akzeptieren, ohne ihn zu quälen. Andere drängen den Kranken durch unablässige Antreiberei aus der Familie. Andere verkraften das Gefühl nicht, für ihre Bemühungen Undank zu ernten oder die Dinge nur noch schlimmer zu machen, und ziehen sich selbst in Passivität zurück.«
Das wechselhafte Befinden von schizophrenen Symptomen geplagter Behinderter scheint für die Angehörigen eines der größten Probleme darzustellen. Die Eltern geistig Behinderter wissen, wo sie stehen. Sie wissen, welche Entscheidungen sie ihnen abnehmen müssen und was sie selbständig bewältigen können. Die psychotisch Kranken dagegen mögen in der akuten Phase völlig unfähig sein, für sich selbst zu entscheiden. In der Erholungsphase können sie wieder vollkommen selbständig werden. Nicht selten sind sie dann nicht bereit oder nicht in der Lage zu akzeptieren, dass ihre Angehörigen zwischenzeitlich für sie handeln mussten. Verzweifelte Hilflosigkeit ist das Ergebnis.
(aus dem Buch von Asmus Finzen)

Treffe mich wieder einmal mit Julia, wir gehen essen, ich kaufe ihr Schuhe und einiges andere, die Stimmung ist wechselhaft. Dann sagt sie: *»Wenn du mir jetzt noch ein paar Pfennige gibst, kannst du gehen.«* Ich gebe ihr weniger, als ich vorhatte, denn ich glaube, dass sie auch andere einlädt. Sie läuft dann noch in irgendwelche Kneipen, hält es nicht in ihrer Wohnung aus. Sie ist jetzt öfter wieder bei Louis, habe auch den Eindruck, dass sie sich dort versteckt. Befürchtet sie, dass man sie abholen könnte? Was denkt sie, was fühlt sie? Hofft sie immer noch, dich zu bekommen? Ihr netter türkischer Nachbar fragt sie einmal, wann sie dich wiederbekommt, und sie sagt: *»Im Mai.«* Sie hat große Angst vor diesen Fragen. Es fragen natürlich alle, die sie schwanger gesehen haben, es tut ja auch furchtbar weh. Ich glaube, dass sie sich auch aus Angst vor diesen Fragen oft verkriecht und nicht in ihrer Wohnung bleiben will, wo sie – wie sie mir einmal sagt – den ganzen Tag Kinder schreien hört; bei Louis hört sie nichts, da ist es still (draußen, wohlbemerkt, nicht drinnen). Ich verstehe es so gut, wenn ich die jungen Mütter mit ihren sauberen, gepflegten Babys sehe, fühle ich mich wie Dreck.

Am 22. Mai 1997 bin ich wieder einmal in Julias Wohnung – ich fühle mich immer wie ein Spion. Die Kaffeemaschine ist angeschaltet und der Rest Kaffee in der Kanne eingebrannt. Ich finde einen Brief vom Jugendamt – Termin heute, 22. Mai! – wegen deiner Langzeitbetreuung. Als ich die Wohnung verlasse, kommt mir Julia im Hof entgegen, ich erschrecke. Ihr Gesicht ist ganz starr und grau, sie läuft direkt an mir vorbei und sieht mich nicht. Ich stehe ratlos und erschrocken da und kann nichts sagen, soll ich ihr nachrufen? Lieber nicht, sie kommt sicherlich gerade vom Jugendamt, still und traurig gehe ich weiter.

Abends fahre ich auch wieder einmal zum Angehörigentreff. Vom Arzt bekomme ich gute Ratschläge, mich nicht um deine Mama Julia zu kümmern, weil ich sonst ihren Zustand verschleiern würde. Als wir die Gruppe verlassen und nach Hause gehen, sagen andere Mütter: *»Die haben leicht reden, die wissen ja nichts ...«* Bei wem sollte ich auch den Zustand deiner Mama verschleiern, wenn die *»aufsuchende Hilfe«* nicht stattfindet und es niemand kümmert, wie es ihr geht?

Julias Haare sind jetzt ganz kurz mit einigen beinahe kahlen Stellen. Sie hat sie radikal abgeschnitten. Will sie sich bestrafen? Ich sehe, dass einer ihrer Seitenzähne abgebrochen ist. Sie sagt, sie sei beim Zahnarzt gewesen (einem anderen, bei ihrem wird sie nicht mehr so freundlich behandelt), er habe ihr einen Zahn gezogen. Als sie einmal lacht, sehe ich zu meinem großen Entsetzen, dass ihre Zähne ganz dunkel sind vom Rauchen. Ich habe eine schreckliche Vision, sehe sie nach meinem Tod vor mir, alt, mit dünnen Haaren und gelben oder ausgefallenen Zähnen durch die Stadt irren, ich könnte verzweifeln. Was wird nur aus ihr werden? Ich möchte wieder einmal nicht mehr leben.

Lange habe ich schon darüber nachgedacht, jetzt erkundige ich mich in der Personalabteilung, ob ich schon mit 58 in den Vorruhestand gehen könnte. Wenn meine Vorgesetzten einverstanden sind, hat man nichts dagegen. Ich lasse mir meine Rente (75% vom letzten Gehalt) ausrechnen; ich kann nicht davon leben und nicht davon sterben. Nicht vorzustellen, wenn ich nicht schon die Eigentumswohnung unter großen Opfern abgezahlt hätte. Wenn ich Miete zahlen müsste, könnte ich Julia nicht einmal mehr eine Cola kaufen. Trotzdem, mein Rücken, meine Hände, meine Augen schmerzen immer mehr, und ich will auch mehr für Julia und dich da sein können – ich muss mich entscheiden. Und ich tue es. Zum 1. November 1997, deinem ersten Geburtstag, kann ich in den Vorruhestand gehen. Du lebst jetzt beinahe ein Jahr bei deiner Pflegefamilie und bist mit deinen »Geschwistern«, »Mama« und »Papa« und all den kleinen Cousins und Cousinen, Opas und Omas sehr glücklich.

Am 11. Juni morgens um 7.00 Uhr, ich sitze gerade beim Frühstück, dreht sich ein Schlüssel laut und heftig im Türschloss! Ich erschrecke, Julia! Sie kommt herein, greift sofort unter das Deckchen meiner Truhe und nimmt sich wortlos den Geldschein heraus, den ich da für sie regelmäßig deponiere. Ihre Haltung ist aggressiv, sie stößt mich vor die Brust und zur Seite. Dann rennt sie so schnell davon, wie sie gekommen ist. Ihre Verzweiflung und ihre Verlorenheit peinigen mich. So weit ist es jetzt gekommen. Sie kommt, greift nach dem letzten »Notgroschen« und spricht nicht mit mir. Ich kriege das angefangene Brötchen nicht mehr hinunter.

Seit es Julia so schlecht geht, ertappe ich mich: Mein Blick ist genauso nach innen gerichtet, wie der Julias. Manchmal weine ich in meinem Auto, sehe geradeaus nach dem Verkehr und die Tränen laufen einfach meine Wangen hinunter. Aber ich muss mich konzentrieren und dem langen Strom in mir Einhalt gebieten, wenn ich erst einmal die Schleusen öffne, werde ich nie mehr aufhören können und zusammenbrechen, das darf ich mir nicht leisten. Weinen erleichtert? Ja, vielleicht früher einmal, nicht mehr bei diesem Grad der Verzweiflung. Erstaunlicherweise sagte Uroma Henny kürzlich zu mir: *»Ich weiß, wenn ich anfange zu weinen, kann ich nicht mehr aufhören.«* Ich denke, auch Julia geht es so, deshalb zum Teil auch ihre Versteinerung, oder weint sie manchmal zu Hause, wenn sie ganz alleine ist? Vor Jahren sagte sie einmal zu Oma, dass sie das tut. Bei der Vorstellung von ihr einsam zu Hause und in Tränen bin ich verzweifelt, aber auch erleichtert, dass sie das noch kann. Jetzt denke ich, dass sie es wie ich vermeidet, um nicht restlos zusammenzubrechen.

Ich will Julias Wohnung jetzt einmal eine Weile nicht betreten, bin aber immer unruhig, fahre häufig abends bei ihr vorbei – und anschließend dann auch bei Louis – und sehe nach den Fenstern, ob Licht brennt, werfe hin und wieder einen Umschlag mit Geld in den Briefkasten. Tage später sehe ich dann im Briefkasten nach, ja, der Umschlag ist weg – sie lebt also noch! Aber selbst wenn ich Licht sehe, was sagt es mir schon? Sie kann zu Hause sein, Louis kann bei ihr sein, sie kann bei Louis sein, sie kann vergessen haben, es auszuknipsen, wie häufig – trotzdem fahre ich immer wieder vorbei.

»Sorgen Sie weiter für sie!«

In meinem Briefkasten finde ich eine Vorladung, Gerichtstermin 2. Juli 1997. Ich bin betroffen und erstaunt, zunächst denke ich an eine Strafsache, PKW, habe doch nichts angestellt? Nein, es geht um Julia. In den zehn Jahren ihrer Krankheit bin ich noch nie bei Gericht vorgeladen worden. Der Richter ist ein schöner, älterer Herr mit weißen Haaren, sehr streng, aber auch menschlich, wie ich bemerke. Außer ihm und mir ist nur noch Julias Betreuerin, die

Rechtsanwältin, anwesend. Er sagt zu mir: *»Sie haben mehrere Briefe geschrieben des Inhalts, dass Sie mit der Betreuerin Ihrer Tochter nicht einverstanden sind. Was erwarten Sie von uns? Ich kann sie nur einweisen, wenn sie sich oder andere gefährdet.«* Das weiß ich ja alles, aber wann gefährdet sie sich und andere, wer legt das fest, wo ist die Grenze? Ich versuche sachlich zu formulieren: *»Meine Tochter ist so krank, dass man ihr ihr Kind wegnehmen darf, sie bekommt nicht einmal Besuchstermine«* (er notiert sich das), *»dann erwartet man trotz ihrer Krankheit, dass sie sich um diese Termine und alles kümmern soll, wie ein Gesunder, was sie aber nicht kann. Es wird von ihr erwartet, dass sie anruft. Kein Anruf, kein Besuchstermin! Aber ihr selbst helfen«* (man hätte ihr schon helfen können, bevor es dazu kam, dass man ihr das Kind wegnehmen musste), *»das darf niemand.«* Ich sage ihm, dass ich Julia zweimal einweisen ließ, als ich die Betreuung für sie hatte. Dass ich das ganz schrecklich finde, aber dass es ihr danach stets lange Zeit besser ging. Es gäbe ja Abstufungen der Krankheit, jetzt kann man nicht einmal einen Satz mit ihr reden. Wenn sie ein Medikament nimmt – und auch ich fürchte die Nebenwirkungen – kann man wenigstens mit ihr reden, sie kann sich selbst versorgen und wird auch nicht gleich aggressiv. Er hört sich alles an. Julias Anwältin sagt kaum etwas. Allerdings wirft sie mir dann vor, dass ich zu viel für Julia mache und ihr auch zusätzlich Geld gebe. Ich frage sie, ob sie schon einmal von einem Sozialhilfesatz gelebt hat und sie antwortet schnippisch: *»Andere müssen das auch«*, worauf ich antworte: *»Viele andere, die das müssen, sind aber nicht krank«* – und sehe zu meinem Erstaunen, dass der Richter nickt. Im Gegensatz zu allen Ärzten und Betreuern sagt er zum Abschluss: *»Sorgen Sie weiter so für sie!«* (Ich weiß, er hat Kinder.) Endlich! Endlich mal ein Mensch, der das so sagt. Aber wie lange kann ich das noch und wie soll es jetzt weitergehen? Ich weiß es nicht.

Vieles ist geschehen, das ich vergessen habe aufzuschreiben – die Erinnerung ist manchmal gnädig, vieles schreibe ich nicht auf, weil es mir wie Verrat erscheint, selbst das, was ich hier erzähle, tut mir unsagbar weh. Ich muss dir vieles aufschreiben, damit du weißt, warum deine Mama sich nicht um dich kümmern kann. Es ist ihre Krankheit. Ich empfehle dir, einige Bücher darüber zu lesen. Sie ist in vielen Dingen so begabt, so kreativ und fantasievoll, zartfühlend und rücksichtsvoll, mit so viel Humor – das war sie immer. Wenn sie nicht diese verfluchte Krankheit hätte, wäre sie ein glücklicher Mensch und dir eine wundervolle Mama, daran musst du immer denken!

Bis heute weiß niemand, wie die Psychosen aus dem schizophrenen Formenkreis entstehen. Die Ursachen liegen weitgehend im Dunkeln. Es gibt eine Reihe von Vorstellungen, Theorien und Befunden. Sie münden nach dem heutigen Stand der Forschung alle in der Antwort: Menschen, die schizophren erkranken, sind empfindsamer gegenüber Innen- und Außenreizen. Sie sind verletzlicher als andere durch Belastungen aus der sozialen Umgebung, durch die psychischen Wirkungen körperlicher Erkrankungen, durch eigene innere Konflikte.
Weniger robust zu sein als andere Menschen, ist weder Schande noch Schwäche. Empfindsamkeit im Umgang mit Menschen und Dingen ist eine Chance zu vertieftem Erleben, intensiven Beziehungen und kreativer Lebensgestaltung. »Vulnerabilität« – auf Deutsch »Verletzlichkeit« – ist das Schlüsselwort. In der Schizophrenieforschung des vergangenen Jahrzehnts hat es fast magische Bedeutung gewonnen – für biologisch orientierte Ärzte und Wissenschaftler ebenso wie für Psychologen und Sozialpsychiater. Vulnerabilität ist aber nicht nur ein Zauberwort. Der Begriff verdeckt zugleich, dass wir über die Ursachen der schizophrenen Psychosen immer noch sehr wenig wissen. Er macht deutlich, dass wir lediglich Vorstellungen darüber haben, welche Faktoren bei der Auslösung eine Rolle spielen und auf den weiteren Verlauf einwirken können. (Asmus Finzen)

Julia möchte mit mir einen Kaffee trinken gehen (manchmal, selten ruft sie mich an). Im Café treffen wir zwei junge Frauen mit ihren kleinen Kindern. Die eine, Julia nennt sie Carmen, sagt: *»Hallo, wie geht es dir?«* und Julia antwortet: *»Wieder besser.«* Carmen: *»Und wo ist dein Baby?«* Julia: *»Da musst du meine Mutter fragen.«* Die junge Frau sieht mich fragend an und ich sage: *»Bei Verwandten.«* Julia sagt anschließend zu mir: *»Das sage ich in Zukunft auch.«* Nach dem Essen verlangt sie wieder Geld (es tut weh, ich weiß schon, immer wenn sie mich anruft, will sie Geld). Ich sage ihr, dass ich das auch nicht so einfach ständig könne, und bemerke, wie sie zunehmend aggressiver wird. Dann schreit sie mich an: *»Du hast mein Kind zu einer Pflegefamilie gegeben!«* (die zwei jungen Frauen sitzen noch am Nebentisch). Oh nein, nicht schon wieder. Ich stehe auf und sage: *»Ich bezahle jetzt, du kannst dann zu Louis laufen.«* und gehe schnell, halte es einfach nicht mehr aus, will nicht schon wieder einen Aufstand.

Julia hat dich seit Dezember nicht gesehen. Ich sage Louis und ihr ständig, dass sie sich selbst beim Jugendamt melden müssen (Louis' Mutter sagt immer: *»Vom Jugendamt haben wir auch noch nichts gehört«* und ich kann nur wiederholen, dass SIE es sind, die etwas hören lassen müssen). Louis ruft nicht an, wartet, dass etwas von alleine geschieht.

Am 25. August 1997 hat Julia endlich einen Besuchstermin bei dir! Mit den zwei zuständigen Sachbearbeitern vom Jugendamt (die nach deiner Geburt auch in der Klinik waren) treffen sich Julia und Louis direkt vor dem Amt am Marktplatz. Abends berichtet mir Louis am Telefon, Julia habe bereits nach einer Stunde gesagt, sie habe noch einen Termin in Mittelstadt, und sie mussten zurückfahren – nachdem sie so lange jammerte, weil sie dich nicht sehen durfte! All dies zeigt, wie schwer krank sie ist. Zurück in Mittelstadt sei sie mit Louis in einen Laden gegangen und habe sich ein Kleid gekauft (das war ihr Termin). Sie ließ es gleich an und sagte: *»Die Sachen* (ihre neue Kleidung von mir) *können Sie behalten.«* (Das macht sie sicherlich häufiger.) Louis habe protestiert und alles mitgenommen.

Ich rufe auch deine Pflegeeltern an. Ich will nicht nerven, aber gerne hören, wie es dir geht und wie der Besuch verlief. Sie verstehen es gut. Louis habe schön mit dir gespielt, Julia zunächst auch, aber dann schnell das Interesse verloren. Sie habe dich auch einmal gehalten, aber als du weintest, habe sie dich schnell abgegeben. *»Man habe ihr keine Freude angemerkt.«* Ich spüre einen leisen Vorwurf und dass sie ihr Verhalten nicht verstehen können. Julia ist mitten in einer tiefen Psychose, einem sogenannten Schub, schafft es gerade noch so, sich bei Fremden ruhig zu verhalten, wie soll sie Freude zeigen und wer soll das verstehen?

Störungen des Gefühls

Im alltäglichen Umgang wirken die Kranken oft gefühlskalt oder sinnlos gereizt und reizbar, inadäquat zur Realität, steif und unnatürlich in ihren gefühlsmäßigen Äußerungen. Verborgen kommt ihnen ein reiches Gemütsleben zu, das aber eher als mit der Realität mit ihrer imaginären Vorstellungswelt Bezug hat. Oft sind ihre Gefühle für den Gesunden schon deshalb nicht einfühlbar, weil sich widersprechende Gefühle in ihrer Äußerung gegenseitig hemmen. (BLEULER, Lehrbuch, 1975, zitiert von Finzen)

Die Angst vor der Gefahr, Mitmenschen übermäßig nahezukommen, bei gleichzeitig starkem Bedürfnis nach menschlicher Nähe und Liebe, ist der charakteristische Ambivalenzkonflikt des Schizophrenen. Eine enge mitmenschliche Beziehung ohne Angst, ohne Gefahr für das eigene Ich erleben zu können, ist für diese Kranken ein kaum lösbares Problem. Distanzverminderung scheint häufiger als Distanzerweiterung eine Veranlassungssituation für die Erkrankung zu sein. (TÖLLE 1988, zitiert von Finzen, Untersteichungen von mir hinzugefügt)

Das Verhältnis zur Wirklichkeit: der Autismus

Der Begriff des Autismus ist für Außenstehende schwer verständlich. Er ist missverständlich geworden, zumal er zusätzlich mit dem Krankheitsbild des frühkindlichen Autismus besetzt ist. Dieser und der Autismus des Schizophrenen haben nichts miteinander gemein. An die Stelle des Wortes Autismus wird in neuerer Zeit deswegen häufiger »sozialer Rückzug« gesetzt – eine Übersetzung des angelsächsischen »Withdrawal«. Aber das trifft es nicht ganz.

»Die schwersten Schizophrenen, die gar keinen Verkehr mehr pflegen, leben in einer Welt für sich; sie haben sich mit ihren Wünschen, die sie als erfüllt betrachten, oder mit den Leiden ihrer Verfolgung in sich selbst verpuppt und beschränken den Kontakt mit der Außenwelt, soweit als möglich. Diese Loslösung von der Wirklichkeit zusammen mit dem relativen und absoluten Überwiegen des Binnenlebens nennen wir Autismus.«

Mit diesen Worten beginnt BLEULER (1911) seine Beschreibung dieses zusammengesetzten Grundsymptoms. Sozialer Rückzug, emotionale Distanz, Kontaktunfähigkeit oder Kontaktunwille, Ichversunkenheit und Verlust der Realitätsbeziehungen sind Merkmale des Autismus. Der Kranke ist passiv und nimmt an dem, was in seiner Umgebung geschieht, keinen Anteil. Oft spricht er nichts (Mutismus), manchmal ist er bewegungsstarr (Stupor); oder er ist in seinem Wahnerleben gefangen, an dem die Außenwelt keinen Anteil haben kann. (Asmus Finzen)

Jetzt erfahre ich von Julias Betreuerin, der Rechtsanwältin, dass der Vormundschaftsrichter einen Beschluss zu Julias Zwangseinweisung erlassen hat! Der Richter ist bei ihr gewesen. Soviel ich weiß, lässt Julia ihn nicht in ihre Wohnung; das Wenige, das sie ihm durch ihre Tür sagt, reicht offenbar schon für die Einweisung aus, ich weiß es nicht. Kurz danach geht er in den Ruhestand. Ich habe den Eindruck, dass er sich viele Gedanken gemacht hat und ohne die »Erledigung« dieser Sache nicht beruhigt seinen Ruhestand antreten konnte.

In meinen alten Notizen habe ich aufgeschrieben: »Julias Einweisung schwebt über mir wie ein Damoklesschwert. Ich weiß, es geht nicht mehr anders und eigentlich muss ich froh sein, dass endlich etwas (ohne mein unmittelbares Zutun, ich nehme an, auch wegen ihrer vielen ›verwirrten‹ Briefe an ihre Betreuerin) geschieht. Trotzdem, bei dem Gedanken, dass ich sie dann wieder in der Psychiatrie besuchen muss, mit all den anderen Patienten ... mir graut.«

Ich muss meine Gedanken sortieren. Ich packe wieder einmal eine Reisetasche; sie hat so gut wie nichts mehr, was ich in die Klinik bringen könnte. Wie gerne würde ich ihr diese Tasche für eine ganz tolle Reise packen, hört das denn niemals mehr auf?

Am 16. September nachmittags wütender Anruf von Julias Betreuerin im Büro. Sie versucht, Julia zu finden, kann sie nie erreichen. Ob ich Julia gewarnt hätte? Offenbar sei sie irgendwo untergekrochen! Ich sage ihr, dass Julia außer Louis niemanden mehr hat, dass sie alle nervt und niemand sie über Nacht behalten würde. Es gibt nur zwei Möglichkeiten; sie kann bei sich zu Hause sein oder bei Louis. Man muss frühmorgens versuchen, sie abzuholen, wenn sie noch schläft. Ich habe vor Aufregung einen hochroten Kopf, es ist alles so furchtbar. Dieses Mal, bei ihrer dritten – und hoffentlich letzten – Einweisung kann ich nicht in Julias Nähe sein, denn es steht nicht fest, wann ihre Betreuerin sie findet – ich kann nur hilf- und ruhelos im Büro sitzen, arbeiten und abwarten; sie verspricht, mich anzurufen, wenn es etwas Neues gibt.

»Sie ist ohne Schwierigkeiten mitgegangen ...«

Tage später schicke ich ein Fax an Julias Betreuerin, dass Julia nur bei sich (bis mittags) oder bei Louis sein könne, sie sei vollkommen arg- und ahnungslos (es ist nicht richtig, wenn sie vom »Untertauchen« spricht); fühle mich wie eine Verräterin. Ich sitze wieder im Büro bei der hektischen Arbeit und versuche, mich zu konzentrieren. Mein Herz ist verkrampft, ich habe nur einen Gedanken: JULIA!

Das Telefon klingelt, die Sekretärin von Julias Betreuerin – es ist gelungen, Julia abzuholen und in die Klinik zu bringen! Mir wird ganz schlecht, nach sieben Tagen Hoffen, Bangen, Verzweiflung! Es ist Dienstag, der 23. September 1997! Julia sei ohne Schwierigkeiten mitgegangen. Ich sage, dass ich dann Julia abends ihre Tasche in die Klinik bringen werde, worauf sie mich gleich zurückruft und sagt, Julias Betreuerin würde ihr Sachen bringen (die Anwältin ist also da!), weil ich sicherlich nicht den Schlüssel zu Julias Wohnung bekäme. Will sie etwa alles, was Julia braucht, einkaufen und vorbeibringen? Oder denkt sie, dass sie in Julias Wohnung saubere und brauchbare Sachen findet? Irgendwann später einmal sagt sie mir, sie habe sich Julias Zustand nicht so schlecht vorstellen können, wie sie ihn offenbar beim Abholen erlebte; vielleicht war sie doch einmal in der Wohnung. Ich bin ihr jetzt trotzdem dankbar. Sage ihr, dass ich mich um Julias Wohnung, den Kühlschrank, den Müll, das verstopfte Waschbecken usw. kümmern müsse. Ich hätte doch einen Schlüssel für Julias Wohnung. Sie sagt, Julia habe ein neues Schloss, die Tür habe aufgebrochen werden müssen, Julia habe nicht geöffnet. Ich denke, sie ist ohne Schwierigkeiten mitgegangen!?! Ihr Schlüssel habe gesteckt und die Kette vorgelegen. Einzelheiten werde ich wohl nie mehr erfahren. Ich sitze wieder einmal in der Achterbahn der Gefühle im Büro, gleichzeitig erlöst und total unglücklich und erledigt. Wie geht es meiner Tochter und wie wird es ihr gehen, wenn sie wieder entlassen wird? Den Kopf wieder klar und gerade auch durch diese Klarheit dann die Ausweglosigkeit ihrer Lage deutlich erkennend? Daran darf ich jetzt nicht denken. Sie hat niemals jemand absichtlich etwas Böses getan und wieder einmal frage ich mich: »Gibt es einen Gott und, wenn ja, sind wir nur Ameisen für ihn?« »Gibt es IHN und hat ER dir deine Pflegefamilie ausgesucht?« »Sind wir nichts als Eintagsfliegen im unendlichen All?« »Warum dauert dann dieser Schmerz schon so lange?« Julia, da bin ich ganz sicher, zweifelt nie an Gott. Vielleicht braucht sie wenigstens den Vater im Himmel.

Abends fahre ich mit Julias Tasche in die Klinik. Sie liegt auf dem Bett mit schwarzen Schlabberhosen und schwarzem Shirt. Wie beim letzten Mal, immer, wenn sie eingewiesen wird, trägt sie schwarz. Sie steht auf, kommt mir entgegen, ein langer dünner schwarzer Schatten, Haare schwarz, Augen riesig groß und schwarz, halb erfreut, halb aggressiv, macht eine abwehrende Handbewegung. Will ihr helfen, ihre Tasche auszupacken, aber sie knallt sie unausgepackt in den Schrank. Gebe ihr auch etwas Geld, aber nicht zu viel, es wird auch gestohlen und sie lässt es überall offen liegen. (Vom Sozialamt bekommt sie in dieser Zeit kein Taschengeld, sie wird ja verpflegt, man überlässt mir gnädigerweise das Kindergeld, das ich ihr dann wöchentlich gebe. Es reicht gerade für Zigaretten, kaum noch für ein Getränk. Kranke ohne Angehörige sind wirklich ganz arm dran.) Bemerke, dass ich gehen soll.

Am Freitag fühle ich mich furchtbar schlecht, fahre morgens gleich zu Julias Anwältin und nach einigem Zaudern bekomme ich (vorübergehend) Julias neuen Wohnungsschlüssel – ist so für alle auch am einfachsten! Sie sagt, Julia habe, als sie mit zwei Polizisten die Wohnung betrat, zuerst bei der Polizei angerufen, ob man sie so einfach mitnehmen dürfe. Als Nächstes habe sie gebeten, mich gleich zu benachrichtigen und auch dafür zu sorgen, dass sie keine Termine bei Fabian (!) verliere! So vernünftig kann sie in solch aufregenden Momenten denken und auch so verantwortungsbewusst und liebevoll, einfach unglaublich, wieder einmal bewundere ich sie sehr.

24. September 1997 – noch 16 Arbeitstage bis zu meinem Ruhestand, ich zähle die Tage.

Besuche Julia ungefähr jeden zweiten Abend. Zwischendurch fahre ich in ihre Wohnung, räume und putze alleine sechs Stunden in Wohn- und Schlafzimmer. Jetzt muss ich noch die Fenster, Küche, Bad und Kinderzimmer in Angriff nehmen. Julia sagt später in der Klinik im Brustton der Überzeugung: *»In meiner Wohnung ist ja alles in Ordnung.«*

Während der ersten Tage in der Klinik mit gutem Essen, regelmäßiger Beschäftigung, Gesprächen mit anderen nach so langer Einsamkeit ist Julia sehr lieb und aufgeschlossen. Als ich sie einmal mit einer schweren Tasche Wäsche besuche, kommt sie mir entgegen, küsst mich und nimmt mir die Tasche ab. Sie sagt: *»Kleines Mammele, gib mal her, du trägst wieder so schwer.«* So war sie früher und so ist sie jetzt bei einem geordneten Tagesablauf zusammen mit anderen Menschen und unter Medikament. Sie ist zwar müde, aber die Nebenwirkungen sind nicht so stark wie bei früheren Medikamenten. Trotzdem bemerke ich, dass in den ersten Tagen ihr Gesicht aufgeschwemmt ist. Julia lebt richtig auf. Ihre Betreuerin kommt zu einem Gespräch mit der behandelnden Ärztin. Julia will jetzt ständig eine andere Betreuerin haben. Sie würde auch eine neue Betreuerin bekommen, müsste sich aber selbst darum kümmern, zunächst einen Anruf beim Gesundheitsamt machen. Ich schenke ihr mein Telefonkärtchen, aber sie verschenkt es weiter, ruft auch nicht an. So bleibt alles beim Alten, ich halte mich raus.

Gleich in den ersten Tagen schreibt Julia handschriftlich einen langen Brief ans Jugendamt, den sie mir zu lesen gibt. Sie schreibt, dass sie dich zurückhaben will oder zumindest vorerst vierzehntägige Besuchszeiten. Beim Jugendamt sagt man mir, man wolle einen Termin bei dir vereinbaren und einmal mit allen »Omas« (der Uroma Henny, der Oma Drehling und mir) zu dir fahren, worüber ich mich natürlich freue, den Termin wird man mir noch bestätigen.

Ich werde die Geschichte der Besuche bei dir nicht in allen Einzelheiten aufführen, habe dies aber getrennt getan. Sämtliche Besuche von Uroma und mir, Julia und mir, Julia und Louis oder Julia, Louis und mir habe ich schriftlich in »deiner Akte« festgehalten, auch mit deinen ersten Zähnchen, ersten Wörtern, lustigen Begebenheiten usw., so, wie ich es auch früher bei Julia getan habe.

Ich fahre weiterhin in Julias Wohnung und »gestalte« in Windeseile das Kinderzimmer um – wenn sie wieder ihre Wohnung betritt, soll sie nicht gleich traurig und stündlich durch das unbenutzte Zimmer an dich erinnert werden. Ich baue das Kinderbett ab und packe es in meinen Corsa. Nehme auch die restlichen Babysachen mit. Wie mühevoll habe ich alles hingetragen, nach kaum einem Jahr trage ich es wieder weg. Jetzt erinnert nur noch der wunderschöne Giraffen-Teppich an dich. Erst kürzlich habe ich ihn deinen Pflegeeltern für euer Zimmer angeboten, aber sie wollen ihn nicht so recht. Habe natürlich Julia vorher gefragt und sie meinte, sie wäre direkt dankbar dafür, weil er sie ständig an ihr Unglück erinnere.

»Du nimmst mir mein Kind weg, du Drecksau ...«

Am Freitagabend, 10. Oktober, besuche ich Julia wieder in der Klinik – am Montag nach dem Wochenende soll der »Oma-Termin« bei dir stattfinden. Ich spüre, dass die Atmosphäre etwas gespannt ist, ihre Betreuerin war da und hat mit ihrer Ärztin gesprochen, Louis war nicht da. Sie spricht die ganze Zeit von dir, auf ihren Wunsch bringe ich ihr ein paar Fotos von dir zum Vorzeigen mit und einen besonders schönen Pulli für dich von meiner Kollegin, von dem ich denke, dass er ihr gefällt und den ich dir gerne am Montag mitbringen möchte. Dazu eine dicke, runde Plastik-Mickimaus, die man drehen kann und die ein Geräusch macht. Ich zeige ihr arglos die schönen Sachen. Plötzlich und unerwartet springt Julia auf, entreißt mir die Tüte, wirft sie in Richtung Tür und die Mickimaus im Bad in den Mülleimer, greift nach dem erstbesten vollen Wasserglas und gießt es mir über den Kopf, während sie schreit: *»Du immer mit deinen alten Sachen von deiner Scheißkollegin, niemals kannst du dem Kind etwas Neues kaufen«* oder so ähnlich. Ist es ihr Eingesperrtsein und dass sie dich nicht sehen kann, oder weil sie oft vergebens auf Louis wartet, oder weil ich dich nicht zu mir genommen habe und sie denkt, dass ich dich (und sie?) nicht liebe? Vielleicht von allem etwas. Ich renne weinend aus dem Zimmer, ich glaube, ich habe einen Nervenzusammenbruch, die letzten Wochen waren zu viel für mich. Eine Schwester sieht es und sagt: *»Frau Rombach, was haben Sie denn? Setzen Sie sich erst mal und beruhigen Sie sich.«* Während ich noch weinend auf dem Stuhl sitze, taucht Julia wie ein Schatten hinter mir auf. Sie schreit: *»Was machst du denn schon wieder hier hinter meinem Rücken, weist mich in die Klinik ein und nimmst mir mein Kind weg, du Drecksau ...«* (So hat sie früher niemals gesprochen, es ist so fremd und erschreckend für mich.) Sie verkrallt sich in meinen Haaren und zieht aus Leibeskräften. Sie ist so stark, ich kann mich überhaupt nicht wehren. Zwei Schwestern und eine junge Ärztin haben große Mühe, sie von mir zu trennen, sie will auch noch mit einem Stuhl auf mich losgehen, wäre ich mit ihr alleine, sie würde mich glatt erschlagen. Endlich bringt man sie weg und ich verlasse das Haus wie ein Dieb durch den Hinterausgang, damit sie mich nicht mehr weggehen sieht. Man sagt mir noch, ich solle sie jetzt mal eine Weile nicht besuchen, aber das hätte man mir nicht sagen müssen. Sie kommt mir vor wie ein böses, ausgehungertes, einsames und gequältes Tier an einer Kette. Ein Mann, der sie selten besucht, ihr Kind bei fremden Leuten, ein Leben ohne Perspektive – was ist aus ihren Träumen geworden? Und wer ist schuld daran? Natürlich ich, sonst ist doch niemand da! Nach den ersten beiden Einweisungen war sie nie wütend auf mich. Dieses Mal ist es anders. Die Jahre der Einsamkeit und Verzweiflung sind länger geworden, jetzt hat sie zusätzlich den Schmerz um dich. Natürlich weiß sie, dass ich hinter den Einweisungen stehe. Wut und Hass sind bei ihrem Leben eine nahezu natürliche Reaktion, bei wem soll sie diese Gefühle abladen?

> *Solche qualitativ und quantitativ veränderten Stimmungslagen sind – anders als bei der Manie oder der Depression – instabil. Sie können rasch und unvermutet umschlagen, gelegentlich mit, oft ohne äußeren Anlass. Weil sie von Außenstehenden nicht nachvollzogen werden können, verstärken sie die Kommunikationsschwierigkeiten zwischen den Kranken und ihrer Umwelt.*

Wegen der gestörten Stimmungslage – der Verstimmung – können beide Seiten einander nicht verstehen. Nicht selten verstärkt das die Gereiztheit auf Seiten des Kranken wie der Gesunden und führt auf diese Weise in einen schier ausweglosen Zirkel von Gefühlskonflikten. Solche Formen der Auseinandersetzung sind besonders häufig zwischen den Kranken und Personen, die ihnen nahestehen, insbesondere zwischen Kranken und Eltern. Die Folge sind oft Ratlosigkeit, Resignation und manchmal Verzweiflung. (Asmus Finzen)

»Ruhe«stand

Am 21. Oktober 1997 bereite ich alles zu Hause für meine Abschiedsparty im Betrieb vor, bevor ich gegen 15.00 Uhr mit vielen Reisetaschen das letzte Mal ins Büro fahre. Es wird eine sehr schöne Feier. Der Betriebsrat kommt und der Mitarbeiter aus der Personalabteilung, der mir schon beim Ausrechnen der Rentenbezüge so behilflich war. Alle halten nette Reden, ich bekomme Sekt, eine Plakette für meine zehn Jahre, viele Geschenke von meinen Kolleginnen, von meinem Chef Nr. 1 eine ganz tolle Reisetasche (damit ich endlich mal verreise), von Chef Nr. 2 eine Kristallvase u.v.m. Diese Feier zum Abschluss eines langen Berufslebens ist mir wichtig, ich wäre mir sonst gegenüber meinen Kolleginnen und Kollegen, mit denen ich mich gut verstanden habe und noch verstehe, schäbig vorgekommen. Ich denke an Julia, die niemals eine solche »Normalität« erlebt, erzähle ihr nie etwas von solchen Feiern, wie einsam und ausgegrenzt ist ihr Leben. Durch ihre Krankheit und Not gehören ja auch solche kleinen Feiern zu meinen wenigen Freuden, andere kostspielige Veranstaltungen oder gar Urlaube kann ich mir gar nicht leisten.

Freue mich, dass ich jetzt nach langem Arbeitsleben morgens nicht mehr so früh aufstehen muss, habe so viele Pläne. Komme aber zu nichts, nicht einmal zu einem Arzttermin. Julia hat in der Klinik viel Leerlauf; ich weiß nicht so genau, ob das Angebot so schwach ist oder ob sie nicht so sehr an diesen Dingen interessiert ist. Sie töpfert und bastelt, bemalt mir zum Geburtstag einen ganz wundervollen Seidenschal. Sie hat auch einen ganz tollen Norwegerschal für Louis gestrickt, in dunkelblau, beige und natur. Sie bittet mich, lange Fransen daran zu befestigen, was ich ihr zeige und dann selbst mache, sie hat keine Geduld. Louis trägt ihn noch jetzt. Sie geht auch zur Gymnastik, ich sehe ihren Plan, es gibt wirklich viel Freizeit.

Ich treffe Julia meistens zweimal täglich. Ich kann nur schwer schildern, wie anstrengend das für mich ist, denn sie spricht ständig – aber auch sehr widersprüchlich – von dir. Mal findet sie sich ab, dass sie dich vielleicht bekommt, wenn du zehn Jahre alt bist *»und selbst entscheiden kannst«*, dann will sie dich gleich wiederhaben. Was soll ich dazu sagen, ich höre es mir meistens still an. Ich weiß, dass sie dich einfach nicht versorgen kann, da gibt es keinen Zweifel (deshalb kann ich nicht viel dazu sagen und sie spürt es), aber ich verstehe auch ihren Wunsch.

Julia ist voller Unrast, will unbedingt wieder etwas tun, auch einen Termin beim Arbeitsamt, was man aber für zu früh hält. Ich besuche sie weiter regelmäßig. Anschließend bin ich einfach – auch nervlich – so erledigt, dass ich nur noch heim will. Wenn ich nicht in der Klinik bin, fühle ich mich so ausgelaugt und erschöpft, dass ich keine Besuche machen und nicht mehr reden will. Daran zerbricht irgendwann auch die Beziehung zu meiner Freundin.

In seinem Buch zitiert Prof. Finzen eine Mutter von zwei schizophreniekranken Söhnen:

Man muss erst lernen, seine eigenen Sorgen für sich zu behalten und mit anderen stattdessen über Unkraut im Garten oder eine Fünf in Mathematik zu sprechen. Eine Freundin sagte zu mir in aller Offenheit: »Lass mal was von dir hören, wenn es bei euch wieder besser geht.« Es ging aber nicht besser.

Julia soll bis 15. Dezember in stationärer Behandlung bleiben; sie hält es aber nicht mehr aus und man hält nach einiger Zeit niemanden mehr gegen seinen Willen. Sie stimmt allerdings zu, weiterhin die Tagesklinik zu besuchen, was für sie viel schwieriger sein wird, weil sie zu Hause früh aufstehen und hinlaufen muss. Am Montagmorgen geht Julia also zur Tagesklinik hinüber (ein überdachter Anbau der Klinik) und wenige Tage später findet Louis über das Arbeitsamt Arbeit in einem kleinen Computer-Laden.

Julia geht es sehr viel besser als vor der Einweisung. Trotzdem ist sie nach wie vor noch sehr sprunghaft. Sie will endlich zu neuen Ufern aufbrechen. Während der stationären Behandlung und auch jetzt treffen wir uns sehr häufig, oft kommt sie mit zu mir nach Hause. Die Gespräche drehen sich ständig qualvoll um dich. Sie denkt, ein Kind großzuziehen, ist ganz einfach, das macht sie mit links, besonders, wenn ich ihr helfe – ich spüre, sie erwartet das.

Großer Schrecken. Julia ruft aus der Tageklinik an, ich soll sie sofort abholen: *»Ich bleib nicht mehr länger, es reicht.«* Es ist der 7. Dezember 1997. Ich bin ganz außer mir, denn ich weiß, es erwartet sie nichts zu Hause! Einsamkeit in ihrer Wohnung, Hunger, Gammeln und auch Hunger und Einsamkeit bei Louis! Ich biete ihr immer an, zu mir zu kommen, hole sie auch ab, würde gerne jeden Mittag kochen, aber sie will eben auch nicht bei der Mutter herumsitzen (zwischendurch, wenn sie ein oder zwei Stunden Freizeit in der Klinik hatte, war das etwas anderes), nicht einmal viel mit mir unternehmen, will ihr eigenes Leben! Ich sage ihr, dass ich sie nicht einfach so abholen kann; sie muss doch erst mit ihrem Arzt sprechen. Mache an diesem Vormittag viele Anrufe, mit dem behandelnden Arzt, der sehr nett und verständnisvoll ist und sagt, was alle Ärzte sagen: *»Ich kann sie nicht halten«*; mit Julias Betreuerin, die auch verärgert und enttäuscht ist, dass Julia so unvernünftig ist und die Klinik verlassen will. Nach vielen aufregenden Telefonaten, auch wieder mit Julia, die erst zurückruft und sagt *»ich bleibe noch«* und dann doch wieder *»hol mich ab«*, hole ich sie ab. Ein paar Tage gibt es wieder so ein Hin und Her zwischen ihrer Wohnung, Louis und mir, dann beginnt Louis mit seiner Arbeit. Jetzt muss er also morgens früh aufstehen.

Julia wartet inzwischen ständig auf eine Antwort vom Jugendamt auf ihren Brief vom Oktober aus der Klinik. Sie wartet vergebens, spricht jeden Tag davon, es ist kaum zu ertragen. Ich rufe das Jugendamt an und bitte, Julia doch wenigstens den Eingang ihres Briefes zu bestätigen und irgendetwas in Aussicht zu stellen und sei es auch nur, dass man in einem Jahr alles noch einmal überprüfen würde oder etwas in der Art, damit sie sich wieder entspannen kann. Dieses tägliche Warten auf Antwort treibt sie ja erneut in den Wahn.

Sie erhält dann auch einen Brief und später wird ein Besuchsplan aufgestellt, dass Louis und Julia regelmäßiges vierzehntägiges Besuchsrecht haben, wie Julia es in ihrem Brief ja auch verlangt hatte, wenn sie dich nicht gleich bekäme. Ein kleiner Erfolg für Julia? Kann sie sich jetzt entspannen?

Sie ist hektisch, will vieles beginnen. Sie übernachtet häufig bei Louis. Er steht morgens auf, weckt sie sehr früh (nachdem sie kurz geschlafen hat), setzt sie an ihrer Wohnung ab und fährt weiter zur Arbeit. Julia versucht dann, noch einmal einzuschlafen, wenn sie sich nicht mit mir trifft, was seltener wird. Ich kann nie planen. Dies ist etwas, das man mit ihr einfach nicht regeln kann. Sie denkt nicht daran, dass man, um zu kochen, auch einkaufen und etwas planen muss, denkt, sie ruft an und alles ist fertig – das ist ihr fehlender Realitätssinn. Natürlich habe ich einiges eingefroren, aber auch das dauert ihr dann zu lange. Sie orientiert sich wieder mehr nach der Cafeteria in der Klinik, bekommt auch Besuche bei sich zu Hause von ehemaligen Mitpatienten (schon äußerlich viel schlimmer drauf als Julia, weil sie oft keine Familie mehr haben oder diese sich auch von ihnen abgewandt hat). Es bedrückt mich, wie man es im Haus sieht, wenn Julia Besuch von vergammelten jungen Männern oder älteren Frauen bekommt. Für Julia sind es natürlich arme Mitpatienten; vieles bekomme ich auch gar nicht mit.

Jetzt besteht ihr ganzer Tag aus *»Warten auf Louis«*. Er kommt mal gegen 18.00 Uhr (ruft auch mal von unterwegs an), mal gegen 20.00 Uhr und auch erst um 23.00 Uhr, muss Überstunden machen. Vielleicht trinkt er auch schon mal vorher ein paar Bier – und sie wartet.

In den über drei Jahren ihrer Bekanntschaft war Louis nicht einmal mit ihr aus, und sei es nur, um einmal unter anderen Menschen einen Kaffee zu trinken, kaum einmal mit ihr spazieren, was ja nichts kostet. Julia fehlt das sehr, welcher jungen Frau würde das nicht fehlen? Es ist merkwürdig, ich freue mich, dass Louis Arbeit gefunden hat, habe aber den Eindruck, dass es Julia gar nicht freut. Sie denkt nicht darüber nach, wie wichtig es für ein gemeinsames Leben ist, dass er arbeitet, besonders, wenn sie noch hoffen, dich zurückzubekommen. Diesen Eindruck habe ich jedenfalls. Lieber wäre ihr, dass Louis wieder den ganzen Tag mit ihr verbringen würde. Allerdings versucht sie weiterhin, etwas zu finden, will auch unbedingt, dass ich Termine mit ihr auf dem Arbeitsamt mache. Von der Klinik aus läuft nichts. Ich halte mich zunächst gerne zurück, weil man mir sonst dort vorhält, dass ich »Druck« mache; Julia stellt mich stets als ehrgeizig hin. Habe aber häufig den Eindruck, dass Julia sich selbst »Druck« macht, weil sie auch mir etwas beweisen will. Jedenfalls findet sie selbst heraus, dass sie auf Hauswirtschafterin umschulen kann. Sie ist jetzt einfach bereit, alles zu versuchen, um nur irgendeinen Abschluss zu haben. Es gibt zwei Voraussetzungen: eine abgeschlossene Lehre oder man muss mindestens zwei Jahre einen Drei-Personenhaushalt geführt haben. Ja, wenn du bei deinen Eltern leben würdest! Wir können es drehen und es uns überlegen, wie wir wollen, die Voraussetzungen sind nicht gegeben. Sie darf natürlich teilnehmen, wenn wir die Kosten selbst übernehmen, wird aber nicht zur Abschlussprüfung zugelassen. Ihre Begeisterung ist daraufhin schnell verflogen.

Die Ärztin vom Arbeitsamt empfiehlt ihr die Maßnahme in Unterstadt, für die Julia dann die vierzehntägige Erprobung macht, von der ich bereits berichtet habe. Aber bis zu dieser Erprobung vergeht natürlich noch viel Zeit.

1998 – Neuer Schmerz, kleine Glücksmomente und Erfolge

Omas Geburtstag, Fasching, Julias Geburtstag, Louis' Geburtstag, Feiertage, sicherlich »same procedure as last year«, nur dass Julia in diesem Jahr ihren Geburtstag am 9. März nicht einfach so vergisst – ich habe keine spezielle Erinnerung mehr daran, nichts aufgezeichnet, merkwürdig, wie schnell Erinnerungen verblassen, wenn viele Tage von Traurigkeit bestimmt sind.

Als ich Julia kurz vor ihrem Geburtstag zu Hause besuche, sehe ich zufällig einen Brief vom Kreis Mittelstadt. Ihr Führerschein soll eingezogen werden, sie kann Widerspruch einlegen. Sie ist nicht gefahren, hat auch keinen Unfall verursacht, es ist eine weitere Folge ihrer dritten Zwangseinweisung. Wie schnell die Behörden doch manchmal arbeiten können! Julia hat kein Auto und kann und darf auch nicht fahren, auch nicht Louis' Auto, das sein Großvater ihm überlassen hat.

Ich frage sie, ob ich die zuständige Behörde anrufen, vielleicht einen Termin dort machen darf? Mit ihrem üblichen Misstrauen erlaubt sie es nicht, sie händigt den Brief ihrer Betreuerin aus. Ich rufe bei ihrer Betreuerin an, erreiche nur die Sekretärin und erkläre, wie ungeheuer wichtig für Julia dieses letzte amtliche Papier ist, einziges und letztes Dokument einer von ihr vollbrachten Leistung. Man will Einspruch einlegen.

Julia bekommt einen Termin bei ihrem jungen Psychiater, der ein Gutachten erstellen soll. In ihrem Vertrauen gesteht sie ihm, dass sie hin und wieder ihr Medikament nicht einnimmt. Zu ihrer großen Überraschung sagt er: *»Dann kann ich in Ihrer Führerscheinsache kein positives Gutachten erstellen.«* Mit dieser für sie unverständlichen Reaktion hat sie nicht gerechnet, der Führerschein wird eingezogen.

Der Sommer kommt und geht, Julia hält sich tapfer, wird nicht wieder eingewiesen. Ihre Gefühle, ihre Traurigkeit erfahre ich manchmal, selten, von ihr. Sie zieht sich innerlich zurück, sicher von ihrer Familie und mir auch wieder enttäuscht.

Der Zustand von Julias Wohnung ist nach wie vor bestimmt vom »Nicht-Wollen-Können«, aber sie öffnet ihren Briefkasten, liest ihre Briefe und hält Termine ein. Sie nimmt sich einen Wecker von Louis mit, weil ihrer ohne Batterie ist, und geht morgens pünktlich zum Termin bei ihrer Frau Doktor auf dem Arbeitsamt, die ihr bestätigt, dass sie ihre Berufsförderungsmaßnahme im September beginnen kann. Sie hält auch Termine bei ihrem Psychiater in der Klinik ein, einem kleinen, jungen Mann (der ihr sicherlich nicht bedrohlich erscheint) und zu dem sie Vertrauen fasst. Im Vergleich zu den vergangenen Jahren ein großer Fortschritt.

Louis verliert nach knapp drei Monaten wieder seine Arbeit, die Gründe kenne ich nicht. Ich glaube, Julia bedauert es nicht, sie kann jetzt wieder öfter tagsüber mit ihm zusammen sein. Sie teilen so gut wie möglich ihre Einsamkeit. Jetzt haben sie bei dir regelmäßige zweiwöchige Besuchstermine. Die Termine muss immer Julia machen; auch ich halte Kontakt. Louis oder auch seine Mutter vereinbaren nie einen Termin.

Ich arbeite zu Hause, schreibe an deiner Geschichte, treffe mich mit Kolleginnen und Freunden, besuche Museen, lese in meiner knappen Freizeit und habe mehr Abwechslung und weniger Zeit als Julia. Sie ist jetzt meistens noch bei Louis, trifft sich öfter mal mit mir. Wir sind zusammen manchmal auch ganz fröhlich, es gibt seltene Glücksmomente, für mich besonders, wenn ich sie lachen sehe, wenn es mir gelingt, sie gelegentlich etwas abzulenken. Sie besucht dich ziemlich regelmäßig, oft alle zwei Wochen, manchmal alle drei Wochen, das hängt auch von Louis ab, hin und wieder fährt sie dann mit mir (gern, freue mich). Diese Glücksmomente sind für mich größer als für sie, denn für sie bedeutet es Schmerz und Scham, dich nicht mitnehmen zu dürfen.

Wir besuchen einen Informationsabend, fahren dreimal zum Arbeitsamt, sie geht auch einmal alleine hin, auch das sind für mich Glücksmomente. Ich bin sehr froh, dass sie jetzt Termine (bei ihrem alten, wieder netteren Zahnarzt) macht und sie meistens einhält. Sie bekommt ein paar Füllungen und eine Krone, ihre Zähne werden gereinigt, ihr Mund ist wieder gepflegt. Sie sucht auch ihren Frauenarzt mit mir auf, der Weg ist weit, seit er aus Mittelstadt weggezogen ist.

Es ist klar, dass Julia nicht alles mit mir zusammen machen möchte, aber ihre Möglichkeiten sind zusätzlich durch ihren Geldmangel und ihre Antriebsschwäche sehr eingeschränkt.

Im Herbst macht Julia dann den schon beschriebenen Ausflug nach Holland, der ihr sehr gefällt und gut tut, leider zu kurz ist. Von unterwegs schickt sie mir, wie früher in Schulzeiten, eine Karte und, auch wie früher, malt sie ein lustiges Gesicht darunter: *»Hallo Mutti ... unser Haus ist ganz toll und sauber. Es ist halt überall Wasser und drei Häuser in der Nachbarschaft. Morgen geht's nach Amsterdam, mal sehen ... bis dann Julia«*. Ich bin sehr gerührt.

Es läuft nicht sehr viel, wenn Julia bei Louis ist, hat sie oft keine Lust, mit dem Bus nach Mittelstadt zu fahren, verpasst auch einmal einen Termin bei ihrer neuen Klinikbetreuerin, die mich manchmal anruft, dass sie Julia nicht erreichen kann. Auch über diesen Kontakt bin ich sehr froh. Nach großen Ängsten beginnt Julia mit ihrer Erprobungsmaßnahme in Unterstadt, der Erfolg stärkt ganz unglaublich ihr Selbstbewusstsein, sie ist viel lebhafter geworden und sieht viel besser aus. Nach Beendigung der Maßnahme hat sie wieder kaum Spaß und Abwechslung im Leben.

Das Fest des Jahres – Jedes Kind braucht einen Engel

Endlich ist es so weit. Am 1. November 1998 soll gleichzeitig dein zweiter Geburtstag und deine Taufe gefeiert werden. Es wüten furchtbare Stürme und Überschwemmungen an Rhein, Neckar und Mosel, es regnet und regnet und regnet. Fahre durch große Wasserpfützen im Dunkeln zu Oma, von ihr aus zu Peter und weiter zur Kirche in der Nähe von Auchstadt. Es ist eine einfache Fertigbaukirche, aber innen schön, hell und freundlich, mit Bänken, auf denen ich mit meinem Rücken zum Glück ganz gut sitzen kann – ich habe es geschafft! Und ganz unglaublich, den ganzen Tag beim Sitzen, Stehen oder Gehen kaum Schmerzen! Später kommen sie – nicht mehr so stark – zurück. Uroma Henny, Peter und ich sind zuerst da, dann kommt Louis mit Julia und seiner Mutter. Zum Schluss kommen deine Pflegeeltern mit Jutta, Jens, Anna und dir. Dein Pflegepapa hält dich auf dem Arm, du bist ganz chic mit schwarzen Hosen, schwarz-weiß karierter Jacke, weißem Hemd mit bunter, glitzernder Weste und passender Fliege.

Der Pfarrer, ein sehr großer, lieber Mensch, spricht vorher mit Peter, Julia und Louis, dem Pflegepapa Roland und mir. Er gibt uns Anweisungen, wir sollen uns keine Sorgen machen. Louis' Mutter sitzt neben der Uroma, deine Pflegemama mit Anna neben ihr. In der ersten Reihe dein Pflegepapa mit dir (du bist müde und willst lieber bei ihm bleiben), daneben Julia, Louis und Peter, dann ich. Peter nimmt dich auch einmal auf den Schoß. Du bleibst lange bei ihm sitzen, Peter sagt, er habe dich leicht geschaukelt, das gefällt dir. Der Pfarrer spricht wunderschön. Als Eltern spricht er Julia und Louis an, aber er spricht viel von lieben Menschen, die du hast und die ein Kind braucht. Ich bin sehr gerührt. Hinten in der Kirche unter einem Regenbogen hängen runde Fotos aller Täuflinge, jetzt auch von dir, und Julia schreibt nach der Taufe mit einem Stift vom Pfarrer deinen Namen über dein Foto. Wir singen ein besonderes Lied, das mich sehr bewegt – sehr schön, auch die Melodie. Du wirst vom Pfarrer öfter direkt mit Namen angesprochen: *»Der Fabian feiert seinen zweiten Geburtstag, wir taufen ihn heute an seinem Geburtstag.«* Du hörst deinen Namen und verfolgst alles sehr interessiert. Dir gefällt offenbar, dass sich alles um dich zu drehen scheint, auch der Gesang, einmal summst du laut mit. Bei der Taufe stehen Peter (der dann die Taufkerze anzündet) als Pate, Pflegepapa Roland, der dich hält, als du kräftig Wasser über den Kopf bekommst, Julia (die dich sorgfältig und liebevoll mit einem Tuch vom Pfarrer abtrocknet), Louis und ich vorne. Auch ich muss plötzlich weinen, fange mich aber. Zu viel in letzter Zeit, was bringt die Zukunft? Sehe nach unseren beiden Omas, der Uroma Henny und der Oma Drehling (die weint) auf den Bänken. Ein großer Teil der Bänke ist mit den Verwandten deiner Pflegeeltern besetzt. Du wirst auch noch gesalbt. Der Pfarrer spricht davon, dass jedes Kind ein König sei, ein Sohn vom großen König. Du bist sehr lieb. Als Peter dich an der einen und dein Papa Roland dich an der anderen Hand halten, hebst du die Beinchen und willst »Engelchen, flieg« machen – es ist eben alles schön und locker und du fühlst dich wohl. Vom Balkon singt noch eine Frau mit schöner Stimme und später spielt Jutta zum Chor auf der Flöte. Dein Lied vom Engel, das mir so gut gefällt, habe ich aus der Kirche mitgenommen und für dich aufgeschrieben:

Jedes Kind braucht einen Engel

Sie sind der Anfang und das Licht
doch wir seh'n es nicht
sie sind das Wort, das niemals bricht
doch wir versteh'n es nicht

Sie haben Herzen
die begreifen jede Hand, die gibt
und öffnen sich dem
der sich zeigt
und ihnen Liebe gibt

Sie sind das Wasser und die Kraft
doch wir beugen sie
die Kraft, die neues Leben schafft
doch wir beschneiden sie

Sie haben Augen
die können viele Sonnen seh'n
doch wer sie bricht
der wird in ihnen seinen Schatten seh'n

Jedes Kind braucht einen Engel
der es schützt und der es hält
der es schützt und der es hält
jedes Kind braucht einen Engel
der es auffängt, wenn es fällt
Sie sind der Boden, der uns trägt
doch wir belächeln sie
das Grün, das aus den Zweigen schlägt
doch wir zerbrechen sie

Sie sind die Zukunft
doch wir sperren ihre Träume ein
und sehen fassungslos,
aus unsern Mauern stammt der erste Stein

Jedes Kind braucht einen Engel
der es schützt und der es hält
der es schützt und der es hält
jedes Kind braucht einen Engel
der es auffängt, wenn es fällt.

Klaus Hoffmann

An diesem schönen Tag mit der anschließenden Feier und den vielen Geschenken für dich mache ich zur Erinnerung einige Fotos. Auf beinahe allen ist hinter dir deine Mama Julia zu sehen, mit schmalem, ganz ernstem Gesicht. Welche Gefühle hat sie an diesem Tag? Wenn du zu deiner Pflegemama »Mama« sagst, wenn sie dich nach oben zum Schlafen bringt, denn natürlich willst du, wenn du krank oder müde bist, bei ihr sein, wie eben beinahe immer seit kurz nach deiner Geburt. Julia verschließt sich und ihren Schmerz tief in ihrem Inneren, erzählt mir nichts darüber. Ich kann eine gewisse Zufriedenheit empfinden, wenn ich sehe, dass es dir so gut geht und du glücklich bist. Deine Mama kann das wohl nicht, sie wird überzeugt sein, dass du bei ihr glücklicher sein könntest, dass du zu ihr gehörst – und sie leidet still und versteinert.

***

Dies ist nicht das Ende deiner Geschichte, sie hat leider kein Happy End und ich weiß nicht, ob es jemals eines geben wird. Du bist der ganze Stolz im Leben deiner Mama Julia und in ihren Augen das Einzige, das sie geschaffen hat und das ihr gelungen ist. Auch dich wird deine Umwelt prägen, aber auch dein eigener, hoffentlich starker Charakter. Wie dein Leben und das Leben deiner Mama Julia weiter verläuft, kann ich zum Glück nicht vorhersagen. Dies ist nur die Vorgeschichte und der Beginn deines jungen Lebens, aber deine Mama Kirsten und dein Papa Roland (sie Pflegeeltern zu nennen, ist eigentlich zu wenig) werden dir hoffentlich später auch Fragen beantworten können. In einigen Jahren wirst du mehr wissen und ich wünsche und hoffe von ganzem Herzen, dass du so stark und fröhlich bleibst wie jetzt, bis du deinen eigenen Weg gehen kannst.

Auch wenn dich deine Mama Julia einmal nicht mehr oder nicht regelmäßig besuchen kann – wir müssen damit rechnen – es hat nichts mit dir zu tun, es hängt mit ihrer Krankheit und ihren traurigen Lebensumständen zusammen. Es kann viele andere Gründe geben, dass sie dich nicht besucht, auch den, dass sie wieder schwer krank wird oder – resultierend aus ihren Minderwertigkeitsgefühlen – irgendwann denken könnte, du brauchst und liebst sie nicht. Viele Gründe, die ich jetzt nicht einmal ahnen kann. Ich kenne und liebe Julia schon ihr ganzes Leben und weiß, wie sehr sie dich liebt und haben wollte.

Ich habe so viele Wünsche, Träume und Hoffnungen. Für mich selbst, für Peter und seine Familie, die Uroma, deine Pflegefamilie und auch für deinen Papa Louis. Vor allem aber für deine Mama Julia und für dich. Für Julia wünsche ich mir, dass es ihr stetig in kleinen Schritten besser geht, damit sie im September ihre REHA-Maßnahme antreten kann. Nicht, um endlich einen Beruf zu erlernen, sondern um wieder Teil einer Gemeinschaft von jungen Menschen zu werden, die die verschiedensten Krankheiten haben und dagegen ankämpfen, damit sie endlich wieder fröhlich wird und lachen kann, irgendwo dazugehört. Auch, dass sie einen lieben Menschen findet, der ihre Krankheit verstehen und ihr helfen kann, damit sich ihr Wunsch nach Geborgenheit erfüllt.

Das von mir immer wieder auszugsweise zitierte Buch von Prof. Finzen endet mit dem Satz:

> *Allerdings bleibt festzuhalten, dass das Los psychisch Kranker, insbesondere Kranker mit Psychosen aus dem schizophrenen Formenkreis, durch irrationale Vorstellungen von der Schizophrenie und durch entwürdigende Vorurteile erschwert wird. Das Bild der gesunden anderen vom schizophrenen Leiden zu verändern und der Wirklichkeit anzunähern, bleibt eine vordringliche Aufgabe.*

Dem ist nicht viel hinzuzufügen.

Mein Traum ist, dass man irgendwann in nicht allzu ferner Zukunft (damit es auch Julia noch zugutekommt, bevor sie selbst Oma wird) größere Erkenntnisse über diese Krankheit gewinnt und es dadurch bessere Heilungschancen gibt. Bis dahin habe ich einen Wunsch: Dass Julia unbefangen auf Fragen antworten könnte: »Ich habe keine Arbeit, weil ich schizophren bin«, ohne sich schämen zu müssen und ohne auf Entsetzen und Abwehr zu stoßen. Mit genau derselben Selbstverständlichkeit, mit der andere Menschen sagen können: »Ich kann nicht arbeiten, weil ich herzkrank bin« oder »...weil ich Leukämie habe«, einfach wie bei jeder anderen schweren, aber gesellschaftlich akzeptierten und unverschuldeten Krankheit. Wird es ein Traum bleiben?

Dir wünsche ich, dass du dein Schicksal annehmen kannst, dass dein Engel und liebe Menschen dich immer begleiten. Ich wünsche mir, dass du Verständnis für andere hast, besonders für Julia, dass du sie liebst und vielleicht verstehen lernst, vielleicht sogar einmal für sie da sein kannst, wenn ich auch deine kleinen Schultern jetzt noch nicht damit belasten möchte. Du wirst einmal erwachsen sein (vielleicht jetzt, wo du diese Geschichte liest?) und nicht nur starke Schultern haben, wie die Männer unserer Familie, sondern, so hoffe ich, auch ein großes Herz. Sei stark und kämpfe! Du wirst sehr geliebt.

***

Epilog im April 2010

Lieber Fabian, vor einem halben Jahr bin ich 70 Jahre alt geworden (geboren als Hausgeburt am 31.10.1939, nachts gegen 00.15 Uhr); meine Mutter und ihre Hebamme wussten nicht, ob sie den 31.10. oder den 1.11.1939 als meinen Geburtstag eintragen lassen sollten – und du hattest nur ca. elf Stunden nach mir deinen 13. Geburtstag (geboren am 1.11.1996 um 11.30 Uhr).

Seit deiner Taufe und deinem zweiten Geburtstag am 1. November 1998 sind also elfeinhalb Jahre vergangen.

Ich werde dir keine Fortsetzung deiner Geschichte mehr schreiben können. Als alleinerziehende Mutter einer geliebten, kranken Tochter habe ich schwer für unseren Lebensunterhalt arbeiten müssen und durch unser großes Leid und meine vielen Sorgen und Mühen zwei Bandscheibenvorfälle und drei chronische Erkrankungen entwickelt. Ich fühle mich oft sehr müde und verbraucht.

Im Juli 1998 habe ich begonnen, dir diese Geschichte deiner Mama-Julia und deines Papa-Louis zu erzählen, so gut ich es konnte. Ich habe mit vielen Unterbrechungen rund neun Monate dafür gebraucht (so lange wie für eine Schwangerschaft, beinahe so glücklich und müde war ich auch, als die letzte Seite beendet war). Im März 1999 habe ich es für dich in Leder binden lassen und will es dir – je nach deiner Reife und deinen Fragen – anlässlich deiner Volljährigkeit (oder auch etwas früher – hoffentlich noch selbst) überreichen, zusammen mit vielen anderen und schönen Dingen, die ich über die Jahre für dich zusammengetragen habe.

Als es um die Idee ging, diese Geschichte auch als Buch zu veröffentlichen, habe ich nach einigem Zögern auch deiner Mutter von diesem Projekt erzählt. Sie hat gefragt, ob ich dafür Geld bekomme, und ich habe geantwortet, dass das nicht der Grund war, alles so aufzuschreiben. Seitdem haben wir nicht mehr darüber gesprochen. Sie ist zu sehr mit anderen Dingen beschäftigt.

Lieber Fabian, in den vergangenen nahezu dreizehn Jahren haben wir uns gut kennen- und lieben gelernt (d.h. geliebt haben wir dich von deinem ersten Atemzug an). Ich durfte dich jährlich acht- bis zehnmal (in den ersten zehn Jahren häufig mit Julia und Louis) besuchen. Das ist leider aus vielen Gründen (die nichts mit unserer Liebe zu dir zu tun haben) weniger geworden. Mit Erlaubnis des Jugendamtes darf ich dich in den Ferien jetzt ca. viermal jährlich zu mir nach Hause holen und wir unternehmen dann (mit viel Erzählen und Gesang in meinem Auto) etwas zusammen. Wenn möglich, möchte ich dann auch Julia und Louis einmal mit dir treffen. Leider geht es beiden immer noch nicht gut – viele Hoffnungen haben sich nicht erfüllt. Ich habe große Sorgen, was aus meiner Julia wird, wenn ich einmal nicht mehr da sein und helfen kann.

Ich kann nicht glauben, dass du in fünf Jahren schon 18 Jahre alt und volljährig sein wirst – so schnell sind die Jahre vergangen! Wenn du 18 Jahre alt wirst, werde ich 75 Jahre alt sein (und deine Mama Julia 47) – ich könnte es also noch erleben! Kürzlich habe ich zu dir gesagt, dass ich vielleicht schon mal beginnen muss, für deinen Führerschein zu sparen. Ich weiß nicht, wie lange ich es noch schaffen werde, dich abzuholen. Aber vielleicht haben wir ja alle Glück und du kannst uns dann in fünf, sechs oder sieben Jahren auch einmal hier besuchen. Das wäre für uns alle die größte Freude.

Mit dieser Geschichte wollte ich dir Fragen über deine Vorfahren und auch über deine Mama-Julia beantworten, die dir später niemand mehr beantworten könnte, auch wenn du in der Zwischenzeit natürlich schon viel erfahren hast. Die Uroma-Henny hat dich in den vergangenen Jahren auch noch zwanzigmal (habe immer alles aufgeschrieben) gesehen und auch ihr beide habt euch lieb gehabt; wie du weißt, ist sie leider mit 93 Jahren im März 2008 verstorben. Deinen weiteren Lebensweg wirst du ganz bewusst selbst erleben, da brauche ich nichts mehr aufzuschreiben. Auf deinem zukünftigen Lebensweg wünsche ich dir von ganzen Herzen viel Glück, Gesundheit und Erfolg!

Danksagung

Ich danke allen, die uns je geholfen haben: Meinen verstorbenen Eltern (wo immer sie sein mögen), den besten Großeltern der Welt; meinem Bruder Peter und seiner Familie; Fabians Pflegefamilie; meiner Cousine, meiner lieben Nachbarin; echten Freunden und lieben Kolleginnen; einigen Ärzten; unserer langjährigen Angehörigenvertreterin und zwei verständnisvollen Richtern in zwanzig Jahren.

Last but not least danke ich meinem sensiblen Lektor Hartwig Hansen – ohne ihn wäre dieses Buch nicht erschienen – und dem ganzen Team vom Paranus-Verlag.